この1冊で受診率UP!!

メインテナンス
START BOOK

著 萱野美帆

Miho Kayano

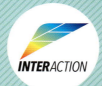
INTER ACTION

序

　開業当時、当院のメインテナンス患者さんは、ほぼゼロの状況で、毎日、初診患者さんの治療に追われていました。その後、しばらくして診療が落ち着き、ようやく「メインテナンス」のことを考える余裕がでてきた頃、「メインテナンス患者さんってどうやって増やすのだろう？」との疑問を抱くようになっていきました。それは疑問というより不安に近い感覚だったと思います。

　それまで筆者が勤務していた全ての歯科医院は、すでにメインテナンス患者さんが定着している医院でしたので、メインテナンス患者さんを 0 から 100 にするシステムを考えたこともありませんでした。

　そこでメインテナンス増患を目指すべく、「どうすれば患者さんがメインテナンスを受診してくれるか」改めて患者さんの立場で考えてみました。そこで気づいたことは、

　「メインテナンスを受けることのメリットが患者さんに伝わっていないのでは？」というとてもシンプルで初歩的な問題でした。

　「伝わっていないのなら、何をどう伝えるかを考える」

　メインテナンスを受けることで残存歯数が変化することなど、私たち歯科医療従事者ならすぐ想像がつくことや、一般の方が歳をとった時、歯のメインテナンスを受けていればよかったと後悔している方が多いことも全て患者さんにしっかり伝えようと思い動きました。

　そして増患に向けて「伝える」ことを続けた結果、すぐにメインテナンス受診率は上がりました。それは今現在も上がり続けています。

　歯科が行うメインテナンスは他科にはない独特なものであり、患者さんと 30 〜 40 分コミュニケーションをとることができます。そこで受ける施術や指導を目的として患者さんは自身のために年に数回、歯科医院に通ってくれています。

　ただ、「通ってくれること」はけして当たり前のことではなく、患者さんが必要性が感じられなければ受診は途絶えてしまうのです。そうなると口腔疾病の予防は難しくなります。

　本書では患者さんにとってのメインテナンス受診の必要性、メインテナンスの時間管理の方法から、当院が取り組んでいるメインテナンス増患のシステムを全て掲載しています。

　患者さんが自身の口腔健康のために良い選択ができるように、また歯科医療従事者として 1 人でも多くの方の口腔が救えますように。

　本書を活かしていただけたら幸いです。

2025 年1月吉日

萱野美帆

CONTENTS

第1章 メインテナンス受診増加の目的と院内での役割分担 …… 7

1. メインテナンス受診者数が増加することのメリット …… 8
2. メインテナンス増患の目標を決めよう …… 10
3. 自院のメインテナンス受診率を調べよう …… 14
4. 目標未達成の場合に考えられることとは？ …… 19
5. メインテナンス増患のための歯科医師、歯科衛生士、スタッフの役割 …… 24

第2章 患者さんの立場でメインテナンスを考える …… 29

1. 患者さんの意識を「メインテナンス」にシフトすることから始めよう …… 30
2. メインテナンスは、患者さんのセルフケアの通知表 …… 32

第3章 患者さんがメインテナンスを受ける目的とは？ …… 35

1. メインテナンス施術の目的とは？ …… 36
2. メインテナンスとSPTの違いとは？ …… 39

第4章 メインテナンスが健口を守る …… 41

1. メインテナンスの予防効果 …… 42
2. メインテナンスで除去したい高病原性バイオフィルムとは？ …… 44
3. メインテナンス間隔の決め方：一律からBOPベースへ！ …… 49
4. バイオフィルムの高病原性化はBOPで見極める …… 50

CONTENTS

第5章 メインテナンス受診に繋がるアプローチのしかた …………… 55

1 メインテナンスへのモチベーションが低い患者さんを見分ける方法 ……… 56
2 メインテナンス受診のための行動変容を起こすには ……………… 57
3 患者教育で伝えることとは？ ………………………… 59
4 メインテナンス受診に結びつきにくい方への対応は？ ……………… 61

第6章 メインテナンス受診に繋がらない流れとは？ …………… 65

1 患者さんのメインテナンス受診を妨げるNGワード…………………… 66
2 患者さんのメインテナンス受診を妨げる従来の流れを見直す ………… 68

第7章 メインテナンス受診率を上げるための効果的な流れを作る 71

1 メインテナンス受診に繋げるために患者さんに行う3つのこと…………… 72
2 実際のクロージング（治療終了時）の流れ ………………… 80
3 メインテナンスの予約を促すための便利ツールを使いこなそう ………… 82

第8章 メインテナンスの時間管理………………………… 85

1 メインテナンスの流れ …………………………… 86
2 時間短縮をするには ……………………………112

第9章 メインテナンスに継続的に来てもらうためのコツとは？ ……119

1 継続的来院を促すために実践したい5つの働きかけ ………………120

著者プロフィール

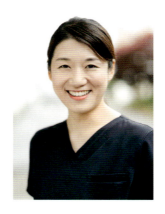

萱野 美帆
(かやの みほ)

2000 年	池見札幌歯科衛生士専門学校卒
2001 年	クオレ矯正歯科クリニック勤務
2005 年	池見札幌歯科衛生士専門学校専任教員
2009 年	鈴木歯科医院勤務
2012 年	医療法人社団一心会　マネージャー勤務

現在 医療法人社団 成嶺会 北 24 条かやの歯科クリニック 副理事長 副院長
　　　札幌看護医療専門学校非常勤講師
　　　吉田学園医療歯科専門学校非常勤講師

第1章

メインテナンス受診増加の目的と院内での役割分担

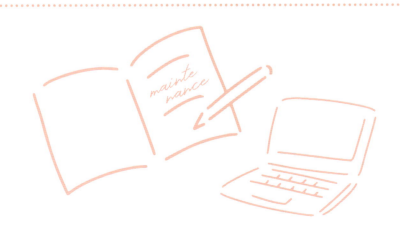

1 メインテナンス受診患者数が増加することのメリット

　メインテナンスを受診すると、どのような良いこと（メリット）があるのか？考えてみましょう。

　患者さんにとっては疾病の予防効果があり、もし何らか疾患が見つかっても MI 治療（Minimal Intervention：必要最小限の侵襲）が可能になります。

　また、歯科衛生士がメインテナンスを行うことで定期的な OHI(Oral Hygiene Instruction：口腔衛生指導) が行われ、患者さんの口腔健康意識がさらに高まります。

歯科医院にとってのメリット

　歯科医院にとっては、収益性の高いメインテナンス受診が増加することで収入が見込める他、3 ヵ月後までのアポイントが埋まることで、安定した医院経営に繋がります。

歯科衛生士にとってはのメリット

　また、歯科衛生士にとってもメリットがあります。顔見知りの患者さんが自身を頼ってきてくれることや、口腔が健康に変化してくることは何よりも「やりがい」に繋がります。これは離職を食い止める一手にもなります。

患者さん、歯科医院、歯科衛生士にとってのメリット

　メインテナンス受診は患者さんにとっても、歯科医院にとっても、歯科衛生士にとってもメリットが大きいもの。WIN WIN WIN となれるようにメインテナンス受診増加を目指しましょう（**図1**）。

メインテナンスは WIN WIN WIN で!

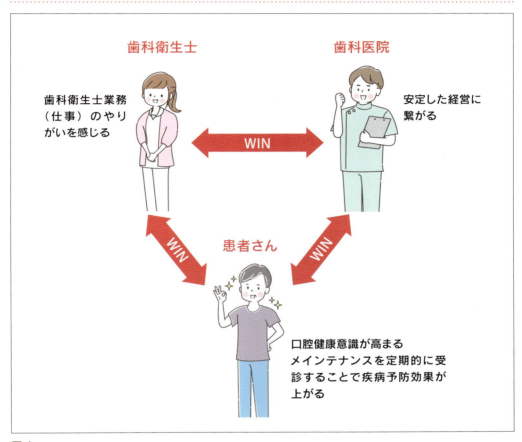

図1

2 メインテナンス増患の目標を決めよう

歯科医院全体に変化を起こす時には、目的と目標の共有が大事

　歯科医院全体で大きな取り組みを行う・変化を伴う時には、特に目的と目標の共有が大切になります。つまり、
何のために行うのか？（目的）／どこを目指すのか？（目標）です。

目的と目標の共有がまず大事

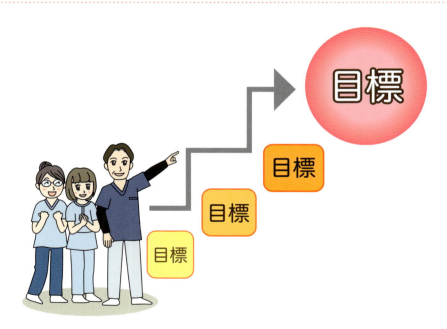

メインテナンス増患の目的は？

メインテナンス増患に向けてであれば、その目的は
　①患者さんの口腔の健康の維持、向上
　②疾病の原因となるバイオフィルムを定期的に除去し、疾病を予防する
などが挙げられます。
　これと付随して、クリニックの経営安定という目的もプラスされるでしょう。

メインテナンス増患は何のために行うかをしっかり決める

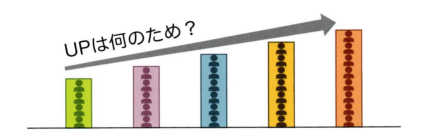

メインテナンス増患の目標は？

　では目標は？　というと、これは数値化するとよいです。ただ単に「メインテナンス患者さんを増患しよう！」というスローガン的なものだけでは達成点がはっきりせず、行動の良し悪しがつけられません。「メインテナンス患者さん増患のために皆で頑張ろう！」これも目標としては不足しています。スタッフ皆の頑張りが数値化できず、達成したかどうかが評価できないからです。
　「こういう行動をしたから、結果に結びついた」
　これが目標設定に対する正解の行動です。それが明確になるように 1→3、3→5のように数値で判断できれば目標が達成できたのか、それとも未達成なのかを判断しやすくなります。
　また「月〇〇人メインテナンス患者さんを診よう」という目標もあまりお勧めできません。これはおおよその数で把握している分にはよいのですが、相対的なデータ（例えば治療の患者さんが多かったから、メインテナンスの患者さんが少なかったなど）がないので、目標値としては達成・未達成がわかりにくいからです。
　数値としていちばんわかりやすいのが **メインテナンス受診率**です。

メインテナンス受診患者数 ÷ 来院患者数 ×100 ＝メインテナンス受診率

　ただ曖昧に「メインテナンス患者さんを増やす」ではなく「当院ではメインテナンス受診率を〇〇％にする」と目標を決めることで、初めて具体的な対策となり、行動が変わります。それが結果に結びつくのです（**図2**）。

目標は数値で掲げることが大事

令和4年　リコール患者一覧

	4月	5月	6月	7月	8月	9月	10月	11月	12月
レセプト枚数	533	548	546	588	505	530	592	576	580
総人数	128	102	132	134	157	187	225	153	184
来院数	102	73	89	106	118	130	160	114	144
リコール率	19.1%	13.3%	16.3%	18.0%	23.3%	24.5%	27.0%	19.7%	24.8%

リコール率を上げる取り組みを開始

5月にスタートして3ヶ月リコールの患者さんが
メインテナンスで来院しリコール率アップ

> 当院では令和4年5月にメインテナンス受診率目標を30%に設定。その3ヵ月後にメインテナンス受診率がアップし、結果が現れ始める。

図2a

レセプト枚数＝1ヵ月の保険診療総患者数。総人数＝1ヵ月のメインテナンス対象患者数。来院数＝1ヵ月に来院したメインテナンス患者数。
リコール率＝メインテナンス受診率。

$$\text{メインテナンス受診率（リコール率）} = \frac{\text{メインテナンス受診患者数（来院数）}}{\text{来院患者数（レセプト枚数）}} \times 100$$

> 翌年の7月には目標としていた30%を達成。

令和5年　リコール患者一覧

	1月	2月	3月	4月	5月	6月	7月	8月	9月	10月	11月	12月
レセプト枚数	621	591	680	679	634	698	671	648	679	761	697	747
総人数	198	196	226	254	207	261	278	254	287	355	248	348
来院数	157	158	175	199	154	200	223	178	224	276	204	274
リコール率	25.2%	26.7%	25.7%	29.3%	24.2%	28.6%	33.2%	27.4%	32.9%	36.2%	29.2%	36.6%

ここで初めて目標としている30％を超える

図2b

> 以降、同じ取り組みを継続するだけで、常にメインテナンス受診率は30%を超えている。

令和6年　リコール患者一覧

	1月	2月	3月	4月	5月	6月	7月	8月	9月	10月	11月	12月
レセプト枚数	693	689	780	732	670							
総人数	343	316	378	346	316							
来院数	265	252	301	261	232							
リコール率	38.2%	36.5%	38.5%	35.6%	34.6%							

システムが構築されると、メインテナンス受診率が低下することはなく維持継続が可能に

図2c

メインテナンス受診率を上げる取り組みを行うとアポイントは充足する

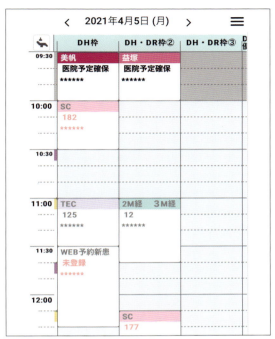

図3a　メインテナンス患者が少なかった時のアポイント。アポイントの空枠が多い。

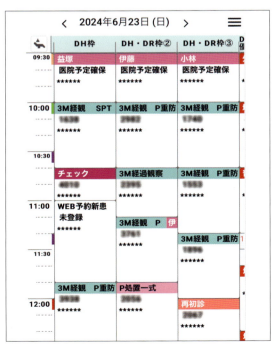

図3b　メインテナンス患者増患のために取り組みを行った現在のアポイント。

3 自院のメインテナンス受診率を調べよう

スタッフにも自院のメインテナンス受診率を意識してもらおう

　院長先生なら、自院のメインテナンス受診率が診療の何割を占めているかを把握していると思います。ですが、スタッフはどうでしょうか？スタッフが自院のメインテナンス受診率を把握していないのであれば、是非それを理解してもらうことをお勧めします。

　前項でお伝えしたとおり、歯科医院全体でメインテナンス受診患者さんを増やすためには「目的と目標」の共有が大切です。その目標値になるのが、メインテナンス受診率です。

　スタッフにメインテナンス受診率を調べてもらい、月初に前月のデータを提出してもらう流れがあれば理想的です。

スタッフに受診率を数字で意識してもらうことが大事

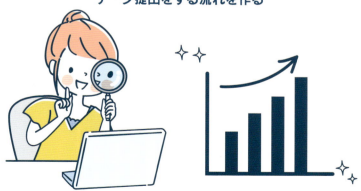

月初に前月のメインテナンス受診率を調べて計算してもらい
データ提出をする流れを作る

→ 数値を意識することに繋がる

スタッフと共に歯科医院全体で受診率の振り返りをする

とは言っても、データを提出するだけではそこで仕事が終わってしまいます。できれば月に一度歯科医院全体でミーティングを行い、前月のデータの振り返りを行うとよいでしょう（図4）。

そして、自院の目指すメインテナンス受診率と比較して「達成しているのか？未達成なのか？」をスタッフに認識してもらいます。そうすることで、メインテナンス受診率をアップさせるための行動を起こすスタートラインに立つことができます。

歯科医院全体で受診率を毎月振り返る

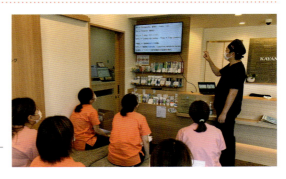

図4a　月に一度ミーティングを行い、前月のデータを全員で振り返る。

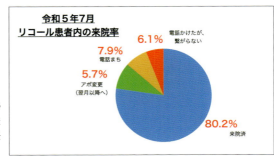

図4b　前月のデータ①。メインテナンス受診の予定総人数に対して、何％の方が来院したのか、また、未来院の方の状態を把握するためのデータを作って情報を共有する。

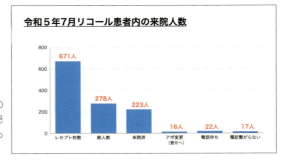

図4c　前月のデータ②。レセプト枚数に対してのメインテナンス受診予定総人数と実際来院した患者数、未来院の理由とその人数の内訳。これからもスタッフ全員で共有する。

15

メインテナンス受診率が前月より低下した時には

　当院でもメインテナンス受診率の数値が前月より数 % 低下することがあります。その際、目標値に達したかどうかとは別に「この数 % はなぜ低下したのか?」をスタッフと共に考えるようにしています。この時、院長先生だけではなく、スタッフと共に考えることが重要です。そうすることで、メインテナンス受診率がスタッフにとっても「**自分事**」になります。

　院長先生が 1 人で考え「メインテナンス患者を増やしたい!」「メインテナンス受診率を上げるために〇〇しよう!」となっても、スタッフ側はやらされている仕事になってしまいますし、思うように結果がついてきません。

スタッフも「自分事」として受診率を捉えるようになれば、良い循環が起きる

　実際、当院でも歯科衛生士の人数が一時的に少なかった時期は、やはりメインテナンス受診率は減少しました。

　この時、スタッフから「先月は歯科衛生士が 1 名不足している状態で、メインテナンス受診率が下がったと思います」という指摘がありました。それを受け、すぐ採用に動き出したのと同時に、現在の人数配置で達成可能な目標はどれくらいか?と適正な目標値を改めて考えるきっかけになりました。

　スタッフと共に「どうすれば受診率が増えるか?」を考えることで、スタッフも自身の課題として考え、一生懸命取り組んでくれるようになります。

皆で考えることで「メインテナンス受診率」が「自分事」になる

メインテナンス受診率が低下したら…

院長1人で原因や対策を考えずスタッフ全員で考えること！

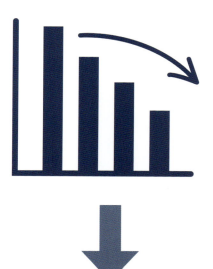

皆で考えることで「自分事」となる
院長先生には見えていない原因を知る機会にもなる

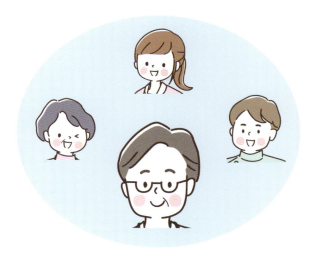

メインテナンス増加は「何のためか」をスタッフと共有する

　また、メインテナンス増患を目指す時には「なぜメインテナンス患者を増加させる必要があるか？」についてもスタッフと共に考えることをお勧めします。

　その目的が単に「増患・増収のため？」のように見えるとスタッフには響きません（少なくとも筆者には響きません）。なぜなら「増患・増収しなくても今のお給料がもらえるし、業務が忙しくなるだけでしょ？」と感じてしまうからです。もちろん、院長のために頑張ろうと思うスタッフもいますが**「何のために？」**が行動を起こす原動力になります。

　全ては**「患者さんの口腔・健康を守るために」**が最大の目的であること。これが重要です。

　そのために自分達は何ができるか？を考えるのです。

　ただメインテナンス患者を増患しようとするのではなく、一度**「何のため・誰のため？」**という視点で意識を統一しましょう。メインテナンスのもたらすメリットを伝えることで、スタッフは患者さんのために最大限に行動してくれるようになり、歯科医院に変化をもたらしてくれることでしょう。

メインテナンス増患、その目的は何？

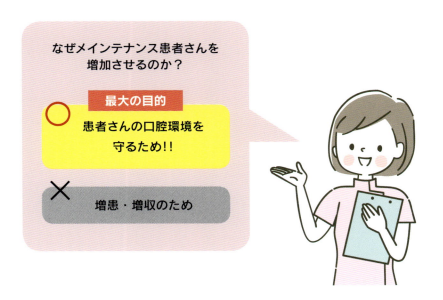

目標未達成の場合に考えられることとは？

考えられる原因とは

メインテナンス受診率減少の背景に考えられる原因として、

> 原因① 歯科衛生士数の不足
>
> 原因② メインテナンスを施術できるアポイントの空き枠がない
>
> 原因③ 患者さんが予約を忘れていて無断キャンセルした
>
> 原因④ 「予定が近くなったら、こちらから電話で予約の連絡をします」という患者さんから予約の電話がこなかった

などが挙げられます。

受診率減少の原因がわかったら、スタッフと共に対策を！

　メインテナンス受診率の原因に対しては、スタッフと共に即対応策を練るとよいでしょう。

原因① 歯科衛生士数の不足

> **改善策**　歯科衛生士の増員を考えます。稼働できるユニットがあれば早めに求人で動きましょう。

歯科衛生士の補充は急務

歯科衛生士の補充

稼働できるユニットがあれば歯科衛生士を増員することが、
メインテナンス増加に直結します

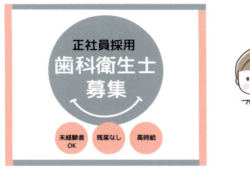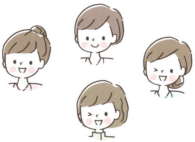

原因② メインテナンスを施術できるアポイントの空き枠がない

> **改善策**　これは歯科医院の空きスペースにもよりますが、ユニットを増台できるのであれば、解消できる課題です。ただ、スペース的にユニットをさらに増やすことができない場合には、アポイントの時間が適正かどうかを見直すとよいでしょう。
> 　当院ではメインテナンスは基本40分としています。歯数が少ないケースや時間が明らかにかからないケースは時間を短くするなどの調整を行っています。
> 　他に無駄なアポイントの空き枠（隙間）がないかも確認しましょう。5分、10分の空き時間も集束させれば、もう1名分のメインテナンスを施術するための時間として活用できます。アポイントを取る時には詰めて取るようにしましょう。

原因 ③ 患者さんが予約を忘れていて無断キャンセル

改善策　メインテナンスでご予約いただいている患者さんには、1週間〜数日前に電話もしくは LINE、SMS でご連絡します。

例）「○○歯科の萱野です。メインテナンスの予約の日程が近くなりましたので、ご連絡しました。△月△日　□時にお待ちしております」

中には「連絡はいらないよ」とおっしゃる患者さんもいますが、ほとんどの方は連絡すると感謝の言葉を添えてくださいます。患者さんが連絡不要の場合は、その後は連絡を入れないようにカルテの目立つところに「Tel ×」などと記載しておきましょう。

アポイント数日前の電話連絡は、キャンセル防止にとても有効

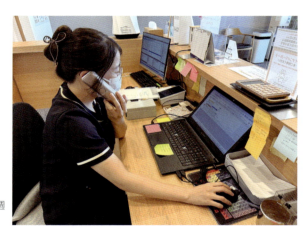

図 5a　メインテナンス患者さんに予約の1週間から数日前に予約確認の電話をする。

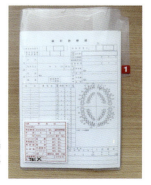 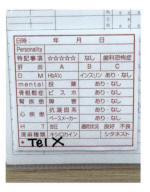

図 5b　患者さんから連絡不要と言われた場合は、カルテの目立つところに「Tel ×」と記入し、再度連絡しないように注意する。

21

今は、ほとんどの患者さんが問診票に携帯電話の番号を記入しています。携帯電話に連絡する際に注意すべきは、電話をかけたが繋がらなかった（着信履歴が残っている）ケースです。不在着信を見て、「着信があって電話したんですけど…」と折り返し電話をかけてくれる患者さんが多くいます。
　このような場合は、院内で電話をかけていたことを情報共有しておくことが重要です。
　「着信があって電話したんですけど…」→「ちょっと担当者ではないので、わかりません」
　となっては、患者さんからの信頼を失います。これは絶対に避けなければなりません。
　必ず、電話をかけた際には、折り返し電話の可能性がある患者さんの情報をメモなどで共有し、誰が電話に出ても対応できるように努めましょう（**図6**）。

折り返し電話に備え、その患者さんに電話したことをスタッフ間で共有しておく

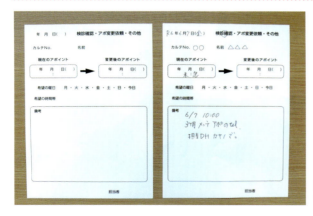

図6a　院内で電話をかけた情報の共有をしているメモ。

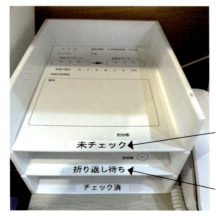

図6b
当院では患者さんからアポイント変更の電話があった際も全てメモを取り「未チェック」棚に入れ、受付スタッフがアポイント漏れなどがないかを後で確認している。

こちらから着信を残した際もメモを記載し、折り返し待ち棚にメモを入れる。患者さんから折り返しの電話がきたらメモから情報を得る。

原因 ④ 「予定日が近くなったら、こちらから電話で予約の連絡をします」という患者さんから予約の電話がこなかった

改善策 　電話で予約を取る場合、予約日が近くなったら、こちらから電話し予約を取るようにします。「メインテナンスにくる予定だった患者さんがこなくなる」ことをいかに防ぐかがメインテナンス増患に向けての重要なプロセスの一つです。院内でルールを決めておくとよいでしょう。

◆

　例えば、7月にメインテナンス予定の患者さんで6月末日の時点で予約が入っていない方を抽出し、電話でアポイントを取るなどの流れを作るとよいと思います。レセコンでメインテナンスの患者さんを抽出する機能があれば活用し、なければノートに記載、もしくはパソコンに記録しておきます。6月下旬に7月のメインテナンス予定患者さんのアポイントが入っているかは、アポイント表と照らし合わせれば、確実に抽出できます。
　また、この際も前項でお伝えした「折り返し電話がくるケース」があるので院内での共有に注意しましょう。

　このように目標が定まることで行動を振り返ることができ、また新たな課題も見えてくるようになります。メインテナンス受診数が減少したら、すぐに原因は何か？をスタッフと共に考え、対応策を練り、即行動に移しましょう。

電話でメインテナンスの予約をとる場合は、院内でのルールを決めておく

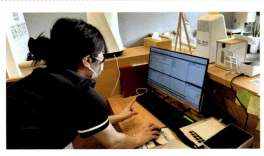

図 7a 　レセコンのメインテナンス患者さんを抽出する機能を使い、アポイント表と照らし合わせ、予約が入っていない方を把握し、連絡する。

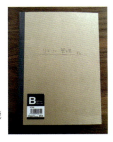
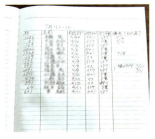

図 7b 　レセコンにメインテナンス患者さんの抽出機能がなければノートにまとめる。

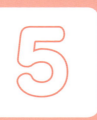 メインテナンス増患のための歯科医師、歯科衛生士、スタッフの役割

院長先生・歯科医師の役割：メインテナンス受診率の目標設定

　院長先生は自院のメインテナンス受診率の目標設定を行いましょう。治療アポイントとのバランスを見ながら、ユニット台数、歯科衛生士のスタッフ数で可能な数値を定めます。

　歯科医院のメインテナンス受診率には地域性が影響します。当院は北海道の札幌にあり、歯科医院から一歩外にでれば他の歯科医院が見えるような場所にあります。開院当時はメインテナンス受診率を意識できるほど気持ちに余裕がなく、毎日がいっぱいいっぱいでした。初診の患者さんの治療が一段落し、メインテナンスに移行する患者さんが増えてきた時に「一体、当院の規模・立地でメインテナンス受診率は何％を目指せばよいのか」と適正値がわからず、メインテナンス受診率を上げるような行動を起こせずにいました。数値だけでは「どうあれば適正か？」の判断は難しいので、今ではコンサルタントの方に相談し、数値の分析・アドバイスを定期的にいただいています。

　当院のコンサルタント猪尾さん（アイエムパートナー代表）のアドバイスによると北海道の一般的な規模（ユニット3台、歯科医師1人 1日8時間、月23日診療　保険診療中心）の場合、治療レセプトは月に220〜250枚程度が効率がよいです。理由は月の来院頻度・点数単価等からです。ただ、保険診療中心だと治療の変動費が25％〜28％と歯科医院によっては、それ以上となり高めになってしまいます（変動費の理想値は20％以下）。

　仮にレセプト250枚として、保険診療100％とした場合、売り上げが大体360万程度になります。その時の変動費が25％とすると90万が治療の変動費となるわけですが、ここに仮にメインテナンスの売り上げが70万円加わると（100人）変動費が5％近く下がることが期待できます。

　ただし、ユニット増台、スタッフ増員なしに、メインテナンス数を増やしすぎると歯科医師の治療枠が減り、予約が取りづらい、治療期間長期化など他の問題がでます。

①売り上げと変動費のバランス
②歯科医師治療枠とメインテナンス枠のバランス

　この2点を総合的に考えると、まずは**30％が一つの目標値になる**と考えます。30％を超えたら、そこで再度売り上げと変動費のバランスやアポイント枠を考え、可能な数値を目標値として設定することをお薦めします。

メインテナンスの目標設定は、医院の収支とアポイントから考える

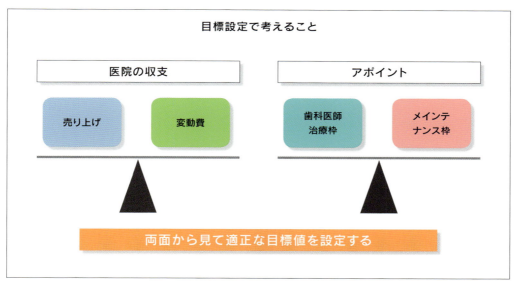

図8

歯科衛生士の役割：患者さんにメインテナンスの重要性を伝える

　歯科衛生士は伝え手と実践力として動きます。歯周治療における患者教育を軸に、患者さんにメインテナンスの重要性を伝えましょう。初診時からスタートする歯周基本治療の時から患者さんには歯周病・う蝕の原因について説明し、予防までのプロセスを伝えます。

　この**患者教育こそがメインテナンス受診に結びつくための最大のポイント**となります。この説明があるかないかで患者さんのセルフケア行動も大きく変わります。また、メインテナンスは歯科衛生士が主な施術者となります。各スタッフのテクニックにバラつきがないかチェックしましょう。

　施術の内容をクリニックで決め、できれば他のスタッフが普段どのようなメインテナンスを行っているかを相互に見学しあえると学びにもつながり、また施術のばらつきがでにくくなります。

歯周治療や患者教育を通して歯科衛生士が患者さんにメインテナンスの重要性を伝えることが大事

歯科衛生士は「伝え手」であり「実践者」

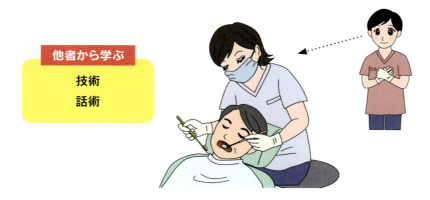

他者から学ぶ
技術
話術

★他の歯科衛生士との技術の差・伝え方の差がでないように、こまめにスタッフ同士の見学を行うとよいでしょう

★施術内容だけではなく、メインテナンスの伝え方、口腔衛生指導の内容など他のスタッフから学ことはたくさんあります

そして**メインテナンスは基本、担当制にする**ことをお薦めします。都度施術者が変わり、「あの歯科衛生士さんにメインテナンスしてもらった時はしっかり磨いてもらえたのに、今回の人はちょっと…」となると、患者さんの継続的来院に影響がでてしまうからです。

また、メインテナンスは使用する器具・施術内容に術者の癖がでやすいです。例えば、超音波チップの角度・圧、歯面研磨の際のカップの回転数、レストの位置、口を休める声がけのタイミング…などなど。これらにより、心地の良いメインテナンスになるのか、不快感が強いメインテナンスになるかは、大きく分かれます。

まずは基本に忠実に操作を行うようにしましょう。我流になっている場合は、自分では気づいてない痛みを患者さんに与えている可能性があります。それに気づくためにも他者のメインテナンスを見て、良いところは真似しましょう。そうすることでテクニックも話術も、格段にアップすることでしょう。

そして、メインテナンスで毎回行う口腔衛生指導の評価、
―前回の指導内容で口腔に変化が起きたのか？
―患者さんは変わろうと頑張ってくれたのか？
　なども歯科衛生士が担当制の方が気づきやすいと考えます。

 Episode

　ここでエピソードがあります。以前、筆者が体調を崩して長期に休むことになってしまい、担当のメインテナンス患者さんを他のスタッフに診てもらうよう手配した時のことです。

　筆者としては「定期的にメインテナンスを受けていただくこと」に最も重きを置き、前回のメインテナンスから期間を空けない方がよいと判断したのですが、患者さんの反応は違っていました。

　受付スタッフが、念のために担当歯科衛生士の不在を事前に電話連絡した際の患者さんの返答は「担当の歯科衛生士さんの体調が戻って復帰してから行きます」というものでした。

　この時、筆者は患者さんにとっての担当歯科衛生士に診てもらうことへの安心感や重要性を深く実感したと同時に、「何が何でも戻らなければ！」と元気の源になったことは言うまでもありません。メインテナンス患者さんの口腔健康のためだけではなく、自身の仕事のやりがいを感じる一コマとなりました。

歯科助手の役割：歯科衛生士の代わりに、患者さんに説明

　歯科衛生士に代わって歯科助手がメインテナンスの説明を代わりに行ってもよいでしょう。その際にはメインテナンスの目的や処置内容をしっかり知っておくことが重要です。

　説明時にスタッフ側が「メインテナンスを受けた方がよい」と思っていなければ、患者さんには伝わらないからです。これは全ての職種に当てはまります。

　歯科助手がメインテナンスの説明を行う場合は、一人一人の患者さんの治療がどのように進んだのか（主訴・治療計画）などもしっかり把握した上で行いましょう。

受付スタッフの役割：メインテナンス受診率の計算、報告

　受付スタッフはメインテナンス受診率の計算、報告を行います。そして、メインテナンス受診に繋がるアポイント取りを行う重要な役割があります。

　他には、電話で予約を事前に確認したり、アポイント取りの連絡をします（本章の3、4の項目では受付スタッフがメインで動きます）。

　メインテナンス受診率を上げるためには、受付スタッフの協力が必要不可欠となるのです。

各ポジションのメインテナンス増患における役割

歯科衛生士
①患者教育
②メインテナンスの重要性を伝える
③メインテナンス施術

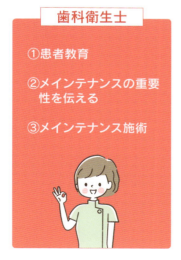

歯科助手
①メインテナンスの説明

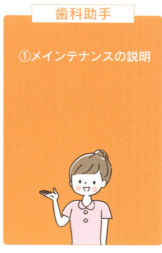

歯科受付
①データ・アポイント管理、電話をかける
②アポイントを取る

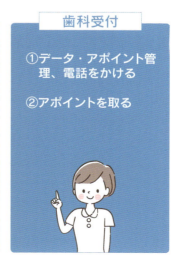

第2章

患者さんの立場でメインテナンスを考える

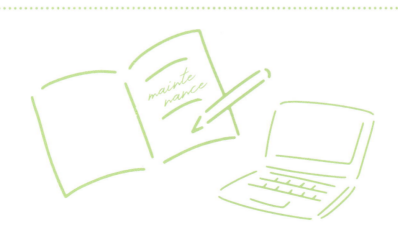

1 患者さんの意識を「メインテナンス」にシフトすることから始めよう

患者さんは初めからメインテナンスを意識しているわけではありません

　患者さんの最初の来院動機は、相手の側に立って考えると「痛いところを治す＝治療のため」ではないでしょうか。この時点では患者さんは、まだメインテナンスの重要性を知らないだけに、当然ながら「治療が終われば通院も終わる」と考えているはずです。

　私達にとっては「治療終了→メインテナンスへ移行」は当たり前ですが、患者さんにとってはそうではありません。なぜなら、歯科医院以外で「メインテナンスする（予防する）ために通う医療機関」は、世の中に存在していないからです。他科は発症してから治療するために通院します。歯科も通い始めは同じですが、ゴールが違います。そのため、**「歯科では治療が終了したら、メインテナンスに通う」**ことに患者さんの意識をシフトしてもらうことが重要です。

　痛みがある時、まだ治療が必要なところが残っている時は「通う理由」が明確です。それだけに痛みや、治療部位がなくなってもメインテナンスに通い続けてくれる患者さんは、本当の意味での自院のファン患者さんと言えます。

　1人でも多くのファン患者さんが増えるように、日頃から何気ないコミュニケーションを密にとっておきましょう。

治療が終了したら、メインテナンスに通うことへの患者さんの意識がシフトすることが重要

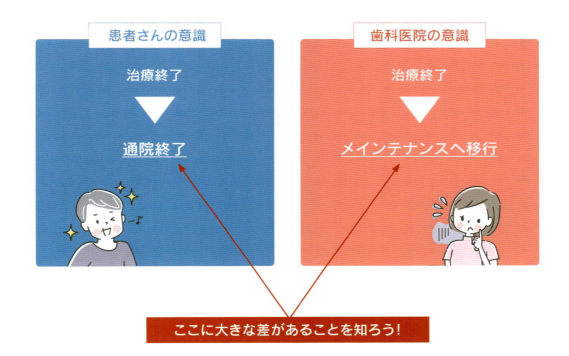

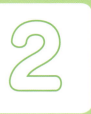
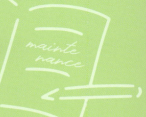

2 メインテナンスは、患者さんのセルフケアの通知表

メインテナンスは継続してこそ意味がある

　次に患者さんにとっての「メインテナンスの意味」について考えてみましょう。メインテナンスは、治療終了後に1回だけきてもらえばよいというものではありません。継続することが重要です。

　メインテナンスで来院の度、口腔内のバイオフィルムをリセットするのはもちろんのこと、変化する口腔に応じたセルフケアの指導を行います。口腔内に取り除くべきバイオフィルムや歯石があれば、スケーリングやクリーニングで取り除きます。「さっぱりした」「きれいになった」と患者さんも自身の口腔の変化を感じて「受けて良かった」と思ってくれることでしょう。

全く問題のない人のメインテナンスをどうする？

　ですが中には、歯科衛生士が見て、
　「きれいにセルフケアできているわ（どこも清掃するところがないんじゃない？）」という患者さんもいます。言い換えると、現状のセルフケアで全く問題なく、OH（Oral Hygiene：口腔衛生状態）が良好という状態の患者さんです（図1、2）。

口腔内状態が良好で特に何も問題がない患者さんのメインテナンスをどうする？

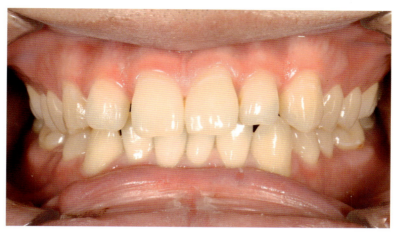

図1　口腔衛生が良好な患者さんの口腔内。

図2　プラークの付着量が少なく、BOPは数か所認められるものの、PDは安定している状態。

そのようなケースの場合、皆さんはどうされていますか？

取り除くべき歯石やバイオフィルムも少なく、セルフケアも特に変更もないとすると、メインテナンスに来院する意味や目的はなくなるのでしょうか？

答えは NO です

口腔衛生が良好な患者さんでも、実は「今の磨き方でちゃんと磨けているかしら？」と内心ドキドキしながら口腔を見せてくれているのです。

そこで大事なことは

「しっかりセルフケアで磨けていますね！」

「細かいところも磨き残しなく、ブラッシングがとってもお上手にできています」

「歯周病の検査をしましたが、今回も炎症が進行しているところはありませんでしたよ！」

などの**「できていることへの声がけ」**です。

患者さんがしっかり行ってきたセルフケアに対しての結果をお伝えしましょう。

悪いところだけを見つけて指導するのではなく、**できている場合は「継続」をサポートすることもメインテナンスの大切な役割です**。そうすれば、患者さんは「今回の磨き方で正しかったんだ！」と自信を持ってくれます。これがセルフケア行動のモチベーション維持に繋がるのです。メインテナンスにおける口腔衛生指導では赤点だけではなく、満点も惜しみなくあげてください。

できていないところだけを見るのがメインテナンスではない

メインテナンスは「セルフケアの通知表」

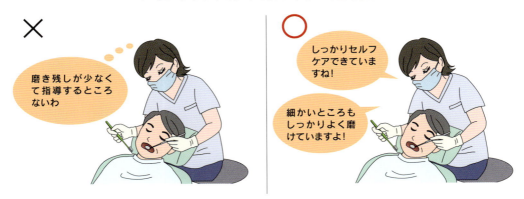

★患者さんは普段のセルフケアが「あっていた」のか答え合わせをしたいもの
★できていないところの指導だけではなく、**「できていること」への声がけも重要**

第3章

患者さんがメインテナンスを受ける目的とは？

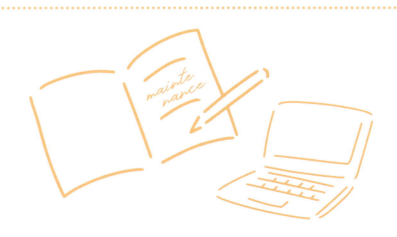

1 メインテナンス施術の目的とは？

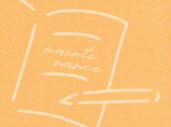

メインテナンスで得られる4つの効果

メインテナンスによって患者さん、歯科医院双方が得られる効果とは何でしょう？以下の4つが挙げられます。

① 疾病の予防効果がある
② ＭＩ治療が可能になる
③ 口腔衛生指導内容の定期的な見直しが可能になる
④ 口腔の健康意識が高まる

歯科医院、患者さん双方がメインテナンスで得られること

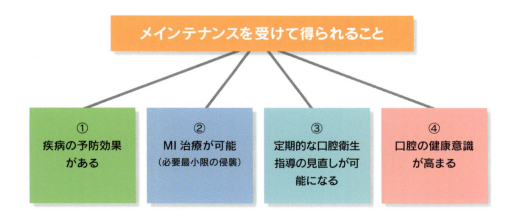

メインテナンスの施術が4つの効果を生む

　左記のメインテナンスで得られる4つの効果は、メインテナンスのそれぞれの施術内容とどう関係してくると思いますか？

　メインテナンスの施術内容は基本的に、

　a. 口腔内診査
　b. 歯周組織検査
　c. スケーリング（イリゲーション）
　d. クリーニング（歯面研磨）
　e. 口腔衛生指導（OHI：Oral Hygiene Instruction）

です（図1～4）。

メインテナンスにおける基本的な施術内容

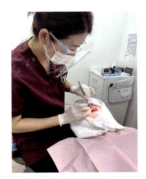

図1 口腔内診査、歯周組織検査。

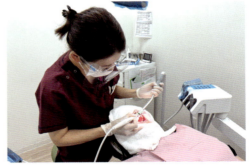

図2 スケーリング（イリゲーション）。

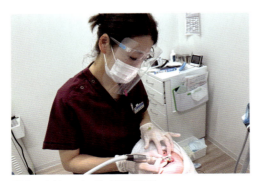

図3 クリーニング（歯面研磨）。

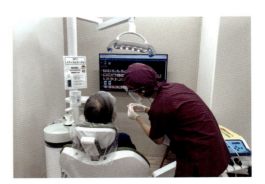

図4 口腔衛生指導。

まず、口腔内診査からはう蝕の進行、歯周組織検査では歯周病の進行状況の把握ができます。そのためメインテナンスの効果②のＭＩ治療が可能になります。

　また、診査結果に基づき考察することで、③の効果である口腔衛生指導内容の定期的な見直しができます。ここでセルフケアグッズの見直しもできます。口腔内のリスクは、炎症症状や年齢・発育・生活環境・投薬などによって大きく左右されます。にも関わらず、初診時に指導されたセルフケアグッズを患者さんは何年も使い続けているというケースが多くあります。本来は、歯科衛生士による調整が必要です。案外ここはセフルケアグッズの盲点でもあります。

　その逆もあります。筆者はメインテナンスの際には必ず「現在使用しているセルフケアグッズ」を全て確認させていただいています。そうすることで、使用しているはずの歯間ブラシがいつの間にか使われなくなっていた…ことにも早期に気づくことができます。

　また、口腔衛生指導を行う中で患者さんに口腔の健康維持や変化を感じてもらいつつ「口腔が体の健康にとってどれほど重要な器官か」にも時折り触れることで、④の効果、すなわち患者さんの口腔への健康意識を高めていくことができます。

　そして、スケーリング（イリゲーション）、歯面研磨（クリーニング）では口腔内から高病原性化したバイオフィルム（第4章参照）を定期的に除去することができます。それによりメインテナンスの①の効果である疾病の予防効果が得られます。

メインテナンスでのOHIや施術が疾病の予防につながる

メインテナンス施術内容から考える目的

・各種診査結果による適切な口腔衛生指導の内容の修正
・今の口腔にあわせたセルフケアグッズの提案
・スケーリング・イリゲーション・クリーニングによる定期的な高病原性バイオフィルムの除去

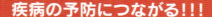

疾病の予防につながる！！！

2 メインテナンスとSPTの違いとは？

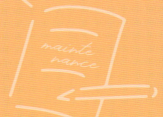

メインテナンスは健康管理、SPTは治療の位置付けとなる

メインテナンスと似て非なるものとして、SPT（Supportive Periodontal Therapy：サポーティブ・ペリオドンタル・セラピー）があります。メインテナンスとSPTの違いは、

メインテナンス＝「治癒した歯周組織（口腔）」を長期間維持するための健康管理
SPT＝「病状安定した歯周組織」を維持するための治療

です。

メインテナンスは健康管理のために行うのに対し、SPTは治療の位置付けになります。SPTで行う処置内容として口腔衛生指導・クリーニング・イリゲーション・スケーリング・ルートプレーニング・咬合調整等があります。

メインテナンスとSPTの違い

メインテナンス

治療した歯周組織を
長期間維持するための**健康管理**

口腔内診査
歯周組織検査
スケーリング（イリゲーション）
クリーニング
口腔衛生指導

SPT

一時的に病状安定となった歯周組織を
維持するための**治療**

SPT算定で包括されている治療
・スケーリング　・SRP
・機械的歯面清掃処置　・咬合調整

＋

口腔内診査
歯周組織検査
口腔衛生指導

両者は似ているが、目的が変わるので施術内容が変わる

39

SPTでは定期的に受診していただくことに関してはメインテナンス患者さんと変わりないので、メインテナンスもSPTも同じく増患へのアクションを行いながら、モチベーション維持に努めましょう。

メインテナンスとSPTの位置付け

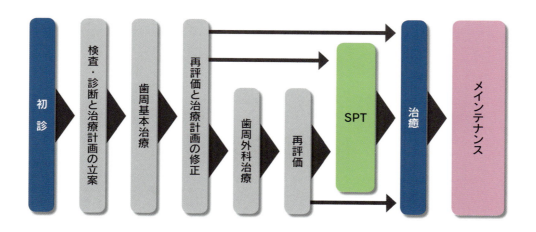

第4章

メインテナンスが健口を守る

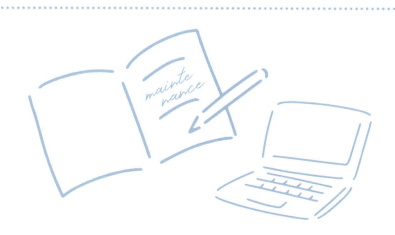

1 メインテナンスの予防効果

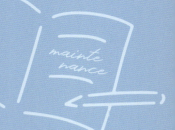

メインテナンスの有無で残存歯数に大きな差がでる

皆さんはメインテナンスにどのくらい疾病予防効果があるかをご存知ですか？

長崎大学の新庄文明教授のデータでは、「メインテナンス受診を続けているグループは80歳になった時に26本の残存歯があるのに対し、症状がある時にのみ受診したグループでは80歳で残存歯は0本」と示されています（**図1**）。これぞメインテナンスの効果という結果の表れです。

メインテナンスの予防効果は明らか

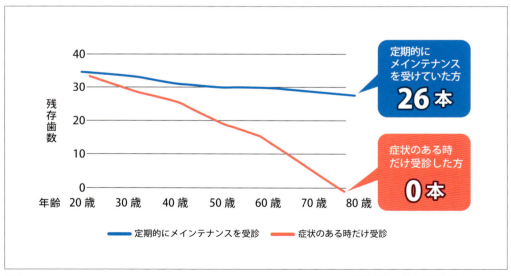

図1　　　　　　　　　　　　　　　　　　　　　「長崎大学　新庄文明教授の研究より」

メインテナンスにより高病原性のバイオフィルムを定期的に除去することが、疾病の進行の予防へと繋がり、何か問題がみつかっても低侵襲の治療（MI）が可能になります。そしてセルフケアを患者さんの年代や口腔内状況に合わせ、こまめに指導修正できることの効果が左記のデータに表れています。

　これは患者さんへの説明の際にも非常にインパクトを与えるデータですので、
「もし、メインテナンスに通わなかったら私の歯は 0 本になるの？」
と患者さん自身に重ね合わせて考えてもらうとよいでしょう。

患者さんに自問してもらおう！

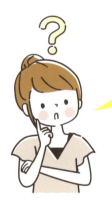

想像してもらうことが重要

メインテナンスに通わなきゃ
将来「歯が0本」に
なるかもしれない…？

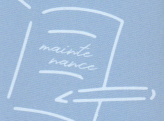

2 メインテナンスで除去したい高病原性バイオフィルムとは？

歯周病が進行するメカニズムを知ろう

　歯周病のそもそもの原因は「歯周病菌の感染」ですが、感染すると必ず発症するわけではありません。歯周病は「歯周組織と歯周病菌の**共生関係が崩れた時**」に発症します。

①口腔内の抵抗力・免疫力

　この**共生関係**とは、歯周組織の抵抗力・免疫力と歯周病菌の病原性のバランスを指します。歯周組織の抵抗力・免疫力は体調と深く関わっているため、抵抗力の低下（風邪をひいた・疲れが溜まっている・睡眠不足が続いているなど）が起こると、歯周病も発症・進行しやすくなります。

　そのため、メインテナンス時に得る情報として、口腔内観察、歯周組織検査の結果を踏まえ、口腔内に炎症が見られたら「最近、体調いかがですか？」「仕事が忙しい日が続いていますか？」などの聞き取りを行い、休息の重要性も指導するようにしましょう。

　また、普段患者さんが使用している歯磨剤に含まれる成分（抗炎症剤）なども口腔の粘膜ケアに有効ですので、歯周病のリスクがある方は歯磨剤を歯周病ケア用歯磨剤に変更するようにしましょう（拙著：ホームケア指導パーフェクトマニュアル、2021、インターアクション参照）。

②高病原性化したバイオフィルム

　歯周病が進行するもう一方の原因として、**高病原性化した歯周病菌**が挙げられます。歯周病は歯周病菌の病原性が増悪する（高病原性化したバイオフィルム）と発症・進行しやすくなります。メインテナンスではこれに特に気をつけなければなりません。ですので、歯周病進行を防ぐためには「**バイオフィルムを高病原性化させないこと**」と「**高病原性化したバイオフィルムの除去**」がとても重要です。

歯周病は歯周組織と歯周病菌の共生関係が崩れた時に発症する[1)]

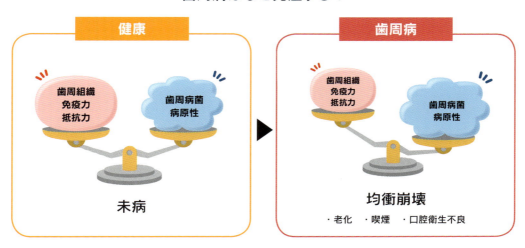

メインテナンスでバイオフィルムを高病原性化させない！[1)]

歯周病菌が高病原性化するメカニズムを知ろう

　では、口腔に感染した歯周病菌はどうやって高病原性化するのでしょう？口腔に感染した歯周病菌は感染時には低い病原性であっても、環境が整うと高病原性化してしまいます。これを Microbial Shift、すなわち、低病原性から高病原性へとシフトが起きます。いわば、歯周病原菌は感染してから、発症の時をずっと待っている状態なのです。高病原性化させてしまう環境要因として挙げられるのが「バイオフィルム細菌への栄養の増加」「適度なアルカリ性」「快適な温度」「適度な嫌気度」です。

メインテナンスで Micorobial Shift を起こさせない！[1]

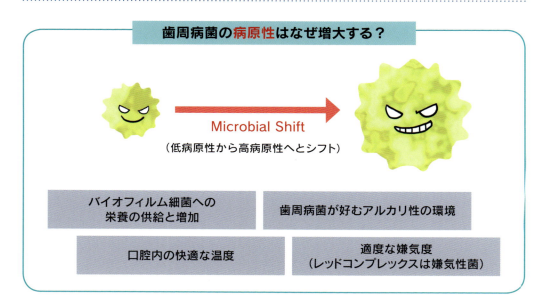

　特にバイオフィルム細菌への栄養の増加は、病原性を高めます。歯周病菌にとっての栄養源となるのはタンパク質（血液・歯肉滲出液）です。歯周病を発症している方は歯周組織が弱り、易出血の状態が続いているため、歯周病原菌が栄養を得やすい環境が整い、高病原性化が進み、より炎症は悪化してしまいます。

歯周病の発症、進行についての患者教育が重要

　歯周基本治療の中で患者さんに歯周病について説明する時には、歯周病の進行度合いだけではなく、どのようにして歯周病が発症・進行してしまうか？についても説明するようにしましょう。

患者教育で伝えること[1]

・歯周病の原因は、細菌である
・歯周病の細菌に感染しても発症せず、歯周組織の抵抗力・免疫力と歯周病原菌の共生関係が崩れた時に歯周病は発症する
・歯周病原菌は、栄養を得て病原性を増大する
・その栄養源は、「出血などのタンパク質」である

　これらを伝えることで、ブラッシング時の歯肉の出血を気にしていなかった方でも、血液が歯周病原菌への栄養源であることを意識し、危機感が増していきます。また、メインテナンスではこの高病原性化したバイオフィルムを定期的に除去できるため、炎症の発症や進行の抑制に繋がることを伝えましょう。

バイオフィルムと歯周病の発症、進行の関係を患者さんに説明し、意識付けしよう[1]

歯周病は細菌が原因

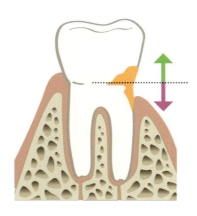

	歯肉縁上 バイオフィルム	歯肉縁下 バイオフィルム
グラム染色像	陽性菌が多い	陰性菌が多い
主な細菌	通性嫌気性の球菌 放射菌	偏性嫌気性の桿菌紡錘菌 スピロヘータ
運動性	少ない	多い
エネルギー源	炭水化物	タンパク質
主な病原性	う蝕　歯肉炎	歯肉炎　歯周炎

出血・歯肉溝滲出液がエネルギー源（タンパク質）となる

バイオフィルム細菌への栄養の増加

歯周病菌　＋　血液

ヒトのヘモグロビンに含まれる**ヘミン鉄を栄養源**とする
健康な歯肉溝や、出血を伴わない歯周ポケットからは、栄養を供給することができない

細菌は増殖することができない
増殖できても栄養不足のため病原性は低い

Point
出血は歯周病悪化の
最大の要因！
だから出血を抑えることが大事！

メインテナンス間隔の決め方：一律からBOPベースへ！

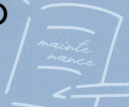

メインテナンス間隔は「バイオフィルムの高病原性化」で決める

　皆さんの歯科医院では、メインテナンス間隔をどのように決めていますか？

　前項で、口腔の健康を守るにはメインテナンスがとても重要であり、それは「高病原性化したバイオフィルムを除去することができるため」と説明しました。ですが、全ての患者さんが一律に3ヵ月おき、もしくは院長から指示されるままに…という歯科医院も少なくないのではないでしょうか。バイオフィルムが高病原性化しているにも関わらず、メインテナンスが一律に3ヵ月おきでは、人によってはその間に歯周病は悪化してしまいます。メインテナンスの間隔は「**バイオフィルムが高病原性化しているか？**」で決定しましょう。

　では、どのようにして「高病原性化しているかを見極めるのか？」。それは**プロービング時の出血（BOP）**で判断します。

メインテナンス間隔をどう決める？[1)]

メインテナンスの間隔は？

メインテナンスの間隔は**臨機応変**に変えることが大事

バイオフィルムの病原性が高くなる前に気づいて対応する！

Point

バイオフィルムの高病原性化をどう測る？　　プロービングのBOPで見極める！

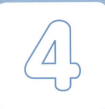

4 バイオフィルムの高病原性化はBOPで見極める

バイオフィルムが高病原性化すると症状は悪化する

バイオフィルムは以下の流れで病原化していきます[1]。

①口腔に細菌感染が起こる
↓
②細菌への栄養の供給や、環境要因が整う
↓
③歯肉の上皮バリアの破壊が起こる
↓
④出血が起こる
↓
⑤歯周病原菌が栄養を得て高病原性化する
↓
⑥歯周病原菌が宿主の免疫を抑制し、他の細菌が増殖する
↓
⑦より栄養の得やすい環境が整う
↓
⑧高病原性バイオフィルムが完成する

バイオフィルムが高病原性化する機序[1]

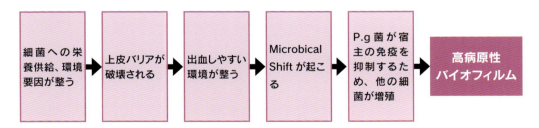

歯周組織の出血の程度でその時に必要な間隔を決める

特に前頁の「④出血が起こる」から高病原性化が進行するため、歯周組織の出血を見極めなくてはなりません。それはプロービング時の出血で判断します。

どれくらいのBOPがあったかを知ることで「炎症が起きているか」だけではなく「高病原性化しやすい状態（易出血状態）」であることがわかります。BOPの箇所が多い場合は、メインテナンスの期間は短めに（1ヵ月で来院）するとよいでしょう。

特に重度の歯周病の方はメインテナンスに移行時、いきなり3ヵ月ではなく、最初は1ヵ月おきに受診してもらい、出血のコントロールが順調ならば、2ヵ月、3ヵ月と期間を空けていくことをお勧めしています。筆者は歯周検査でBOPが10％未満になった時点で、メインテナンス受診を3ヵ月空けるようにしています。

BOPを基準にメインテナンス間隔を調整する

Point

どれくらい期間を空けるとBOPが増す（悪化する）のかで見極める
1ヵ月・2ヵ月・3ヵ月…と徐々に間隔を空けていくのがベター

一律だったメインテナンス間隔を変える時の患者さんへの伝え方

これまでずっと「メインテナンスのアポイントは3ヵ月おき」だった医院では、メインテナンス間隔の変更を患者さんにどう伝えるべきか迷うかもしれません。

ですが、医療は日進月歩で進んでいます。新たに得た知識によって、より良い環境を整えることは何よりも重要と考えます。患者さんにはありのままにお伝えするのがよいでしょう。

例えば、
「以前までは、3ヵ月おきに受診していただいていたのですが、歯周病の細菌の栄養源が血液やタンパク質であることがわかってきました。以前もご説明したとおり、歯周病は歯を失う原因となります。今回検査した結果を元に考えると、出血量が多かったので歯周病を進行させないために次回は3ヵ月後ではなく、1ヵ月後に診せてください。**今後、出血量が治ってきたら、2ヵ月、3ヵ月とまた間隔を空けていきますね」**
というような説明をしましょう。

う蝕リスクが高い方への指導は？

　では、う蝕リスクが高い方へのメインテナンスはどうでしょう？

　う蝕についてもやはり「細菌」の観点で考えていきます。う蝕の原因菌の感染があり、そこに栄養が共有され、酸を産生し、う蝕を発症します。ただ、う蝕リスクが高い方へは「細菌」のコントロールだけではなく、生活環境の改善が重要になります。例えばシュガーコントロールやブラッシングのタイミングです。なかなか生活環境を変えるのは難しいのですが、これも患者教育により患者さんの理解を促すことで、患者さんの行動変容に繋げることができます。

う蝕リスクが高い人には、唾液の量や性質もチェックする

　う蝕リスクが高い方は唾液の量・性質もチェックするようにしましょう。実は唾液量が少ないという方が多いのが現状です。

　患者さんはよほどひどい乾燥状態でない限り、自身の唾液量が「少ない」とは思っていません。ご存知の通り唾液には「自浄作用」が期待できます。唾液量が少なくなると、口腔内の乾燥状態が増し、細菌にとって生息しやすい環境が整います。そのような方へは、こまめな洗口や保湿剤の使用を勧めましょう。唾液量が元々少ない方もいますが、加齢や服薬により減少してしまう方も多くいます。

唾液量を減少させる薬剤の一例	
・利尿剤（ラシックス、フルイトラン）	・抗コリン剤（アトロピン、ブスコパン）
・抗ヒスタミン剤（ポララミン、レスタミン）	・抗パーキンソン剤（アーテン、アキネトン）
・向精神薬（抗うつ剤、トランキライザー）　　など	

　私達は、メインテナンスを通して長期的に患者さんの口腔を診ていきますので、本人が気づいていないことも察知することができます。メインテナンス患者さんの服薬内容が変わった時は、副作用で唾液量が減少するものがないかまで確認するとよいでしょう。

キットを使わなくてもできる唾液量の見方

　唾液量（乾燥状態）は、唾液量計測用キットがなくても把握できます。視診である程度の開口状態時に、ミラーが頰粘膜をすべらず張り付くようであれば唾液量が少ない方です。

　プロービングの際も同様にミラーが滑らず張り付きます。そういった方は開口にしただけで、口腔粘膜（舌）がみるみるうちに乾いていきます。また、バイオフィルムの艶感もなく、マットなバイオフィルムが付着しているのも特徴です。

唾液の緩衝能は、検査でチェックする

　唾液の性質の「緩衝能」については、う蝕のリスクが高い方には検査を勧めています（Sulivary Multi Test：SMT・ライオン歯科材、CRT バッファスタンダード・白水貿易）（**図2、3**）。緩衝能は食後、酸性に傾いた口腔を中和してくれる作用ですが、元々持っている唾液の性質でもあり、緩衝能が弱い方は、歯が溶けやすい口腔環境が整いやすくなってしまいます。

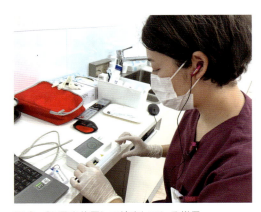

図2　SMTを使用して検査している様子。

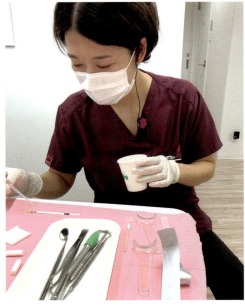

図3　唾液の緩衝能検査は、チェアサイドで簡単に行うことができる。

唾液の緩衝能が低い人への指導のポイント

　緩衝能が弱い方には「食直後のブラッシング」と「刺激唾液の分泌」を促す指導が適しています。唾液には「安静時唾液」と「刺激唾液」があり、「刺激唾液」の方が「安静時唾液」と比べ、緩衝能が高いです。そのため、よりローリスクに近づけるために唾液をコントロールする「ガム」の指導が有効です。現在、う蝕の原因にならないガムが市販でも多く販売されています。ガムを1日の中で「特に口を動かさないタイミング」で摂取してもらうようにします。

　筆者のお薦めは「POs-Ca F」（江崎グリコ）と「キシリトール100％ガム」（オーラルケア）です。特に「POs-Ca F」にはフッ化物も配合されているため、で再石灰化にも有効と言われています（**図4**）。

　歯質の強化もう蝕リスクが高い方には有効ですので、メインテナンス時に定期的に高濃度のフッ化物塗布を行うようにしましょう。

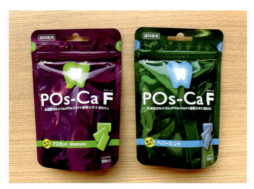

図4a　歯科用専門ガム POs-Ca F を2粒20分噛むように指導する。

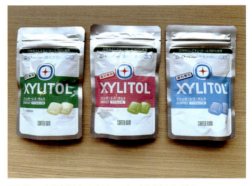

図4b　甘味料キシリトール100％のガム。

<第4章 参考文献>
1）　天野敦雄．あなたの知識は最新ですか？歯科衛生士のための21世紀のペリオドントロジー ダイジェスト 増補改訂版，東京、クインテッセンス出版、2020．

第5章

メインテナンス受診に繋がるアプローチのしかた

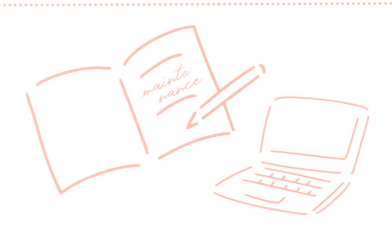

1 メインテナンスへの モチベーションが低い 患者さんを見分ける方法

以前の通院からどのくらい期間が空いているかで見分ける

　当院では初診時に必ず「以前、歯医者に通ってからどのくらい期間が空いていますか？」と聞くようにしています。「生まれて初めてです」という答えは、ほとんどが乳幼児〜小児に限られます。学童期以降は何かしら歯科医院でフッ化物塗布や治療を受けているからです。

　この質問に対し「前院で定期的にメインテナンスに通っていた」と答える方は、転勤や引っ越しによる転院の場合がほとんどです。このような患者さんは、「メインテナンス先を探している状態」ですから、転院先でも定期的にメインテナンス受診をしてくれます。

　ただ中には「5年ぶりです…」や「20年近く通っていません」という患者さんもいます。そして、本来、メインテナンスでフォローしていれば起きなかった症状を抱えている方ばかりです。「〇年ぶりです」と答えた患者さんこそ、口腔の健康やメインテナンスについて理解してもらうための説明が必要です。

　初診時は必ず、前回の歯科通院からどのくらい期間が空いているか聞き、記録に残すようにしましょう。

2 メインテナンス受診のための行動変容を起こすには

メインテナンスへのアプローチは、初診から始まっている

　行動変容を促すには、患者さんにメインテナンス受診のメリットを知っていただくことが一番効果的です。ただし患者さんが健康維持における口腔の役割や歯を喪失する理由などを理解していないと、
　「メインテナンスを受けることで、歯の喪失を防ぎます」
　「歯周病予防のために、メインテナンスを受診しましょう！」
と私達が熱く語っても、ピンときてくれません。
　実はメインテナンス受診に繋がるアプローチは初診から始まっています。そこで、歯周基本治療中から「歯は大切」「歯周病って怖い病気」「歯周病の原因は？」などの患者教育を少しずつ行っていきます。特に初診時は痛みがあって受診するケースが多いため、患者さんの口腔への意識が高まっています。患者さんが聴く耳を持っている間に重ねて患者教育をすることで、デンタルＩＱが高まりやすくなります。その上で、メインテナンス移行時（治療最終日）にメインテナンスの目的や効果について説明すると受診に結びつきやすくなります。

メインテナンス受診のメリットを初診時から伝えていこう

メインテナンス受診に
結びつく行動は
初診時から始まっている

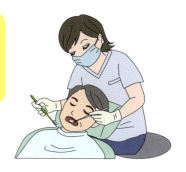

ただし、中にはメインテナンスについて説明をしてもなかなか聞いてもらえていない（聞き流している）患者さんもいます。このような患者さんは、「もう、痛いところの治療が終わったのだから、こなくても大丈夫でしょ？」と考えていることが多いのです。ということは、「治療が終われば通院終了ではなく、これからは予防するために通わなければならない！」と患者さんに感じてもらえばよいのです。

治療終了＝予防のスタートに患者さんの意識を変える！

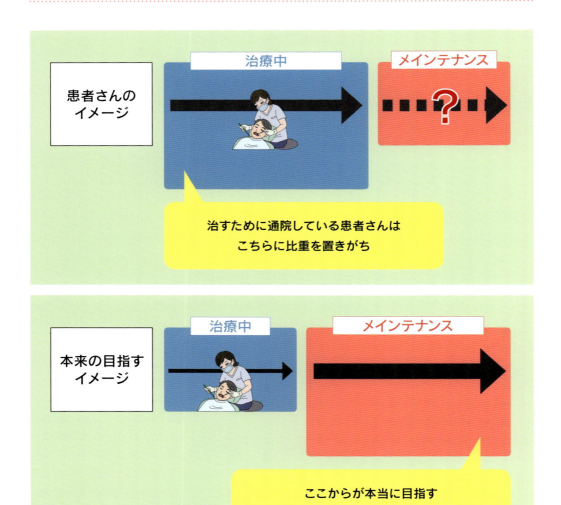

3 患者教育で伝えることとは？

う蝕と歯周病の原因について伝えよう

患者教育で伝えること（第4章−2参照）として、

う蝕について

- 歯は溶けたら元には戻らない（初期う蝕を除く）
- う蝕の原因は、細菌である
- う蝕の原因菌にとっての栄養は、「発酵性糖質」である
- 発酵性糖質を供給することで「酸」を産生し、う蝕を発生させてしまう
- 発酵性糖質とう蝕の関係は摂取する量と摂取にかかる時間である

歯周病について

- 歯周病の原因は、細菌である
- 歯周病の細菌に感染してもすぐには発症しない。歯周組織の抵抗力・免疫力と歯周病原菌の共生関係が崩れた時に歯周病は発症する
- 歯周病原菌は、栄養を得て病原性が増大する
- その栄養源は「出血などのタンパク質」である

２大歯科疾患の原因は「細菌」であることを伝えよう

　この２大歯科疾患について患者さんにお伝えする最大のポイントは**「原因は細菌である」**ことです。今でも「歯周病の原因は歯石である」、「う蝕の原因は甘い物を食べすぎているから」と思っている患者さんが多くいます。

　どちらも 100％間違いではありませんが、歯石はバイオフィルムの付着を誘引するプラークリテンションファクターの一つであり、そこに付着する細菌が歯周病の原因となります。また、う蝕は口腔内のう蝕の原因菌（主に Streptococcus Mutans）が発酵性糖質を栄養に酸を産生した結果、発生します。これも主たる原因は細菌です。

　患者さんがこれら２大歯科疾患は「細菌が原因である」ことを理解できていないと、「歯石が溜まっていなければ大丈夫」「砂糖を多く摂っていないから大丈夫」などと間違った解釈による行動（メインテナンスを受診しない）に結びついてしまいます。初診時から始まる患者教育では、改めてこの２大歯科疾患の原因に触れ、細菌に対するコントロールのために重要な日々のセルフケアについても、併せて説明するとよいでしょう。

メインテナンス受診に結びつきにくい方への対応は？

患者さんに「未来の口腔」をイメージしてもらおう

　「治療終了＝通院終了」を「治療終了＝予防のスタート」に変えるには、未来の口腔をイメージしてもらうことがポイントです。ただし、患者さんは「30年後のお口を想像してみてください」と言われてもイメージすることができません。年齢の経過と共に口腔がどのように変化するかを見たことも、聞いたこともないからです。ですが、「30年後の体を想像してみてください」となると、「腰が曲がってるかな？白髪が生えているかな？」と想像がつくはずです。この違いは、未来に何が起きてくるかをふだん目にしているかどうかで変わります。

　口腔について言えば、患者さんはまさか自分の歯が抜け落ちるなどとは思っていないことでしょう。周囲の人や会社の同僚で、無歯顎のまま生活している方などいないはずです。たまに欠損状態を放置したままの方を見かけますが、ほとんどの方は欠損部位に補綴装置、もしくは義歯が入っています。このことは、私達にはすぐにわかっても、一般の方は見てもわからないものです。ですので、患者さんは「歯が抜けるかもしれない」ことをイメージできないのです。これは口腔の未来像を「知らない」ことでもあります。

　そこで患者さんへのアプローチとして、あえて歯を喪失した口腔内写真を見てもらうとよいでしょう。現在の自分の口腔内写真を見比べてもらい「どちらの口腔が理想ですか？」と尋ねてみてください。そうすると100％の人が歯を喪失した口腔より、歯がある自分の口腔を選びます。**この時が、行動変容を促すための一番のチャンスです。**

61

「自分の口腔を守っていくためにメインテナンス受診が必要になります！」
　そうお伝えすると、メインテナンスへのモチベーションが上がりにくい患者さんの意識も変化します。

「歯が一本も残らない 80 歳か？歯が残る 80 歳か？」をしっかり想像してもらいましょう。あなたはどちらの口腔内を選びますか？

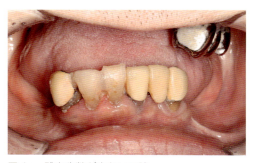

図 1a　残存歯数が少ない口腔。

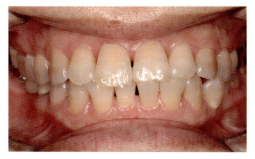

図 1b　メインテナンスにより歯が残っている口腔。

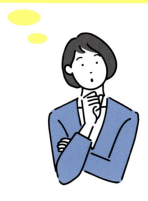

将来どちらを選択する？

歯を失った患者さんがよく口にする言葉を伝えてみる

　また、この時に歯を失うことのデメリットについてもお話するとよいでしょう。
歯を失ったことのない患者さんには、「失った感覚」はわかりません。ですので、私達が普段診ている歯を失った患者さんが口にしている言葉を伝えます。

歯がなくなってしまったことで…
例）
「ご飯が食べにくくなった」

「話しづらくなった」

「入れ歯ではうまく噛めない」

「入れ歯を入れると味がわかりにくい」

「肩こりに悩まされるようになった」など

　患者さんにとって歯を失うことの審美的な影響の大きさは想像しやすいのですが、まさかそれが発声にまで影響し、そのことで人と話すのを避けるようになったりする…などは想像がつきにくいのです。

歯を失っても「インプラントや入れ歯があるし…」という患者さんには

　歯を失っても「入れ歯がある」「インプラントがある」からと、歯の喪失を恐れていない方もいます。そういう方にはできるだけ早めに「入れ歯のデメリット」や「インプラントは、すべての方に適応する治療法ではない」ことをお伝えしなければなりません。

　ですが、さすがに

「入れ歯があるから大丈夫って思っていませんよね？」

「インプラントがあるから抜けても大丈夫だなんて、思ってないですよね？」

とは聞きにくいものです。

　ですので、メインテナンスのお話をする際に、歯を失った方の写真を一緒に見ながら

「ここまで歯が抜けてしまうと入れ歯になってしまうのですが、入れ歯になると…」

「歯を失うとインプラントを希望される方が多いのですが…ちなみにこの写真の方は、元々歯周病で骨が不足していてインプラントが埋入できなかったんです」

　など、会話の中で「歯を喪失すると、大変なことになりそうだ」と自覚してもらうためのキーワードを散りばめるとよいでしょう。

第6章

メインテナンス受診に繋がらない流れとは？

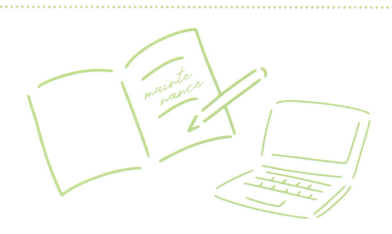

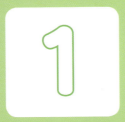
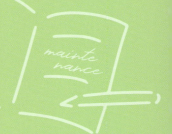

1 患者さんの メインテナンス受診を 妨げる NG ワード

> 従来行っている無意識の声掛けが実は NG！

「今日で治療終了です。お疲れ様でした。また、痛くなったらきてください」
　皆さん、一度は聞いたことのある、もしくは言ったことのあるフレーズだと思います。実はこれこそが患者さんのメインテナンス受診を遠ざける言葉なのです。

「今日で治療終了」→「治療が終わった」「治った」
「痛くなったらきてください」→「痛くなってからくればよい」

　というイメージを患者さんに与えてしまっているからです。患者さんに治療終了＝通院終了とイメージされてしまうと、メインテナンス受診に繋がらなくなります。また**痛みが出てから受診するようでは、予防は間に合いません。**このフレーズを無意識に言っているようであれば、即、言い換えることをお勧めします。例えば、以下のような言い方ではいかがでしょう。

治療終了時の声掛けを変えよう！
例）
「今日でむし歯だったところは治療を終えました。ただ、今回検査をして歯周病が中程度まで進行していることがわかりましたので、引き続きメインテナンスで来院していただくことをお勧めします」

無意識のNGワードに注意!

歯科医院		患者さん
今日で治療はおしまいです 痛くなったら、またきてください	▶	治療が終わった → 治った 痛くなったら、またくればよい
何かあればご連絡ください	▶	痛みや違和感を感じるまで放置してよい

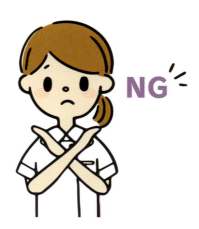

2 患者さんのメインテナンス受診を妨げる従来の流れを見直す

「時期がきたらお知らせします」に潜む問題

皆さんの歯科医院で、治療終了後に以下のような流れはありませんか？

 治療終了後の流れ → これが実はNG!

治療終了時に先生がチェアサイドで「治療お疲れ様でした。今日で治療終了です」とお伝えして治療終了する。

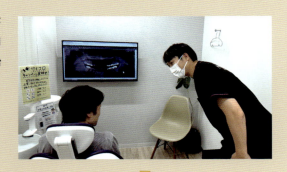

受付にて
「〇〇様～次回は3ヵ月後にメインテナンスで受診していただきます。その頃にハガキが届きますので、届いたらご予約のお電話ください」

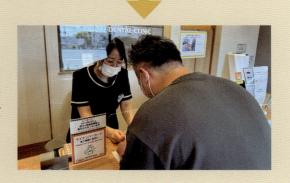

　この流れ。歯科医院ではよくある自然な流れだと思います。ですが、これではメインテナンス受診には結びつきにくいのです。

患者さんにメインテナンスの内容と目的を伝えるだけで受診率は上がる

　患者さんが、メインテナンスとは何か？何のために受診するのか？を知っているのであれば、この流れでも受診するかもしれません。けれども、左記に示す従来の流れでは、大事な「内容（メインテナンスとは何か）」と「目的（何のために受診するのか？）」が説明されていないため、受診に繋がらないケースが多くなります。

　この「**内容（メインテナンスとは何か？）**」「**目的（何のために受診するのか？）**」**を説明すると確実にメインテナンス受診率は上がります**。ちなみに当院ではこの取り組みだけでメインテナンス受診率が倍になりました。

治療終了時にメインテナンスの内容と目的を伝えよう

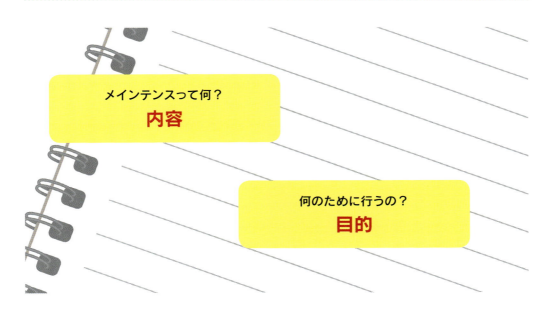

> アポイントはハガキではなく、受付で取る

　まずは、**初回のメインテナンス受診にどう結びつけるか？これが問題です。**

　従来よく採用されているのが、「そろそろメインテナンスの時期です。ご予約のお電話をお待ちしております」のハガキを送り、予約を促す方法です。中には担当歯科衛生士が丁寧に一筆添える医院もあると思います。筆者もずっと通っている歯科医院から一筆添えられたハガキを受け取ったら「そういえば〇〇さん(歯科衛生士)のところにそろそろ行かなきゃなぁ」と思うことでしょう。ですが、これはあくまでも患者さんと歯科衛生士の信頼関係ができている場合に限られます。初回のメインテナンスは、まだここまで信頼関係が構築されていないはずです。

　痛いところは治ったし、現状痛みがないし…となるとハガキを受け取っても、メインテナンス予約の電話をするに至る確率は、かなり絞られてしまいます。だからこそ「ハガキが届いたら連絡ください」の待ちの姿勢ではなく、できる限り受付でアポイントを取っておくようにしましょう。そうするだけでもかなり受診率は上がります。仮に「3ヵ月も先だと予定がわからない…」となっても、予約日間近でも気軽に電話で予約変更できることを伝えつつ、特に夜間診療の時間帯や土曜日のアポイントは埋まりやすいことをお伝えすると、スムーズにアポイント取りができます。

ハガキでは、メインテナンス予約に結びつきにくい

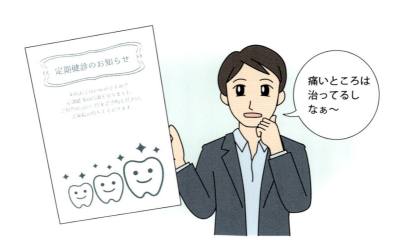

第7章

メインテナンス受診率を上げるための効果的な流れを作る

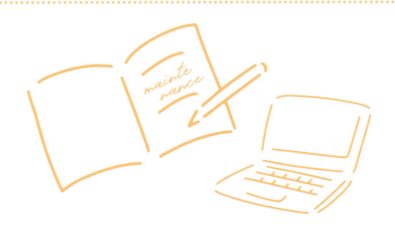

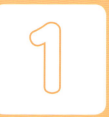

1 メインテナンス受診に繋げるために患者さんに行う3つのこと

この3つのポイントを押さえれば受診率は自然に上がる

「当院がメインテナンスの受診率を上げるために何が必要か？」に取り組み、効果のあった3つのポイントを紹介します。**これだけでメインテナンス受診率が倍以上になりました。**

受診率を上げるための重要ポイント

重要 POINT ①　メインテナンスのメリットを明確にする
重要 POINT ②　歯科医院で行っているメインテナンスの内容を伝える
重要 POINT ③　治療のクロージング（治療終了時）が最も重要

たったこの3つです。3分もかからずに終了します。当院ではこれだけでメインテナンス患者さんが増え、多くの患者さんの口腔を守ることができるようになりました。

この3つを順を追って患者さんに伝えるだけで効果が上がる

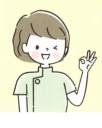

メインテナンス受診に繋げるための 3つのポイント

①メインテナンスのメリットを明確にする

②歯科医院で行っているメインテナンスの内容を伝える

③治療のクロージングが最も重要

重要 POINT 1 メインテナンスのメリットを明確にする

「次回からメインテナンスで受診してください」

これでは患者さんにメインテナンスに通うメリットが全く伝わりません。たとえ予約をしてくれたとしても「何を何のために行うか」が理解できていないため、無断キャンセルになりがちです。言われるがまま、なんとなくとったメインテナンスの予約では、他の予定が優先され、歯科は後回しにされることも多いのです。

患者さんにはしっかり

「むし歯や歯周病を予防するために、メインテナンスに通おう」

「自分の歯・口の健康を守るために、メインテナンスを受けよう」

と思ってもらうことが大事です。

そのためにも**必ず、患者さんにメインテナンス受診のメリットをお伝えしましょう。**話すだけではなく、インパクトのある伝わりやすい（説明しやすい）資料を準備することをお勧めします。

患者さんにメインテナンスの内容と目的を伝えることが受診への第一歩

メインテナンスって何？

内容

・施術する内容
・費用
・時期
・施術にかかる時間

何のために行うの？

目的

・メインテナンスを受けるメリットは？

当院は当初、医院にあるメインテナンス説明用資料を見せながら説明していました。現在は、配布用のパンフレットを作成し、そちらを使用しながら説明しています。チェアサイドで全てを伝えきれなくても、患者さんが自宅に帰ってからでも情報を得ることができるからです（図1、2）。

当院で作成した患者さん向けパンフレット：患者さんが自宅に帰ってからでもメインテナンスに関する情報を得ることができる

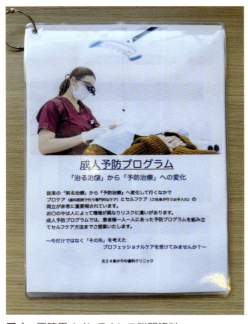 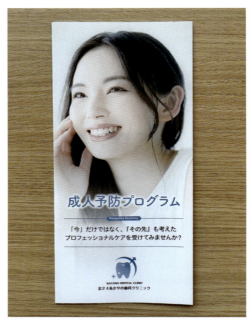

図1　医院用メインテナンス説明資料。

図2　現在、患者さんに配布しているメインテナンス説明用パンフレット。

患者さんにメインテナンスのメリットを伝える配布物の一例

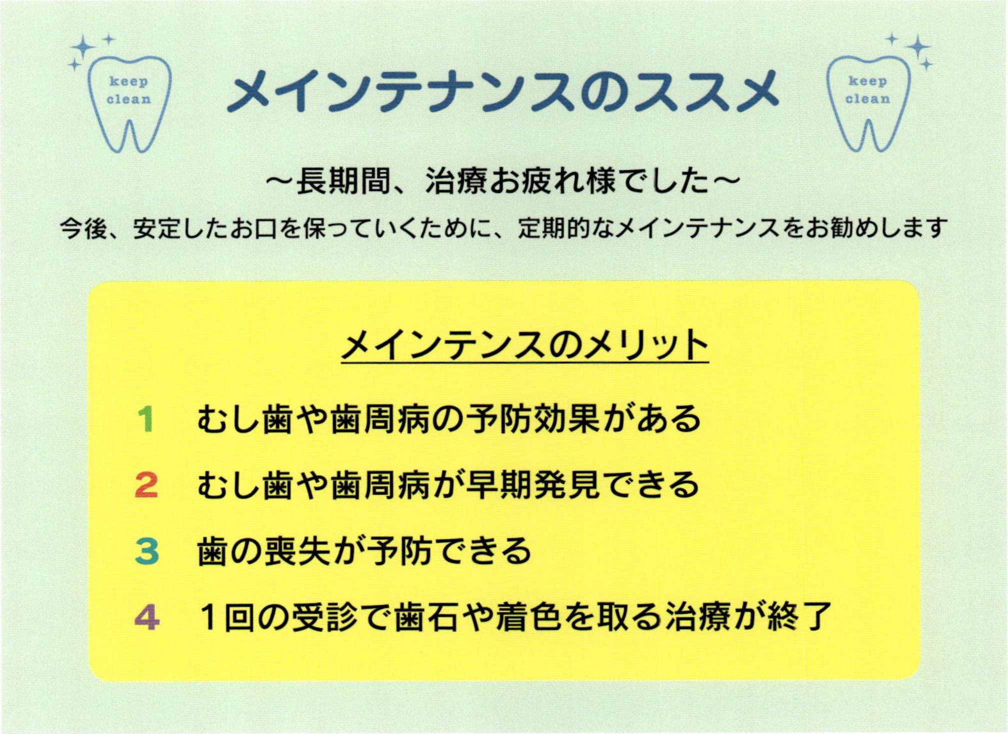

メインテナンスのススメ

keep clean

～長期間、治療お疲れ様でした～

今後、安定したお口を保っていくために、定期的なメインテナンスをお勧めします

メインテンスのメリット

1　むし歯や歯周病の予防効果がある

2　むし歯や歯周病が早期発見できる

3　歯の喪失が予防できる

4　１回の受診で歯石や着色を取る治療が終了

図３

重要POINT ❷ 歯科医院で行っているメインテナンスの内容を伝える

　重要POINT①で説明した「メインテナンス受診をした方が予防のために良いこと」はわかっても、歯科医院はそもそも「治療のために行くところ」という患者さんのイメージには根強いものがあります。ですので、メインテナンスで実際に何を行うかも合わせて伝えておくことが大事です。わかりやすくその内容を表にまとめておくと伝わりやすいと思います（図4、5）。

　メインテナンスで行うことはおおよそ、
　①口腔内の視診（カリエスチェック）
　②歯周組織検査
　③スケーリング（イリゲーション）
　④歯面研磨（クリーニング）
　⑤口腔衛生指導(OHI)
　⑥義歯適合チェック(義歯装着者のみ)
です。患者さんは歯周組織検査やスケーリング、歯面研磨については、歯周基本治療で受けていますので、「来院当初に行った歯周病の進行度合いを測る検査を行って、歯石取りや着色除去を1日で終えます」などを加えると、よりイメージが湧きやすくなります。

　さらに、メインテナンスで上記の内容を定期的に行うことで病状の進行を予防し、何か問題が見つかっても最小限の治療で済むこともお伝えします。

患者さんがイメージしやすいように資料を駆使する！

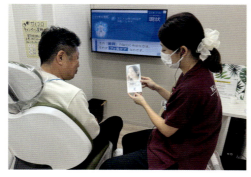

図4　メインテナンス説明用パンフレットを用いて説明する様子。

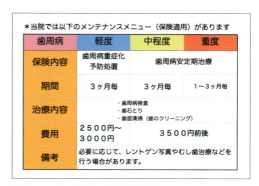

図5　メインテナンス説明用資料。

メインテナンスにかかる時間と費用も明確に伝えておく

　また、患者さんには大体の料金(保険適用で2,000〜4,000円程度)とかかる時間(当院では40分)と、通っていただく間隔(1〜3ヵ月に1回)をお伝えしておきます。メインテナンスの説明までは行っていても、なかなか治療費まで説明している歯科医院は少ないのが現実です。ですが、**この治療にかかる時間と金額をお伝えすることも非常に効果的なのです。**

　この時、患者さんは頭の中で「今まで治療にかかった時間と治療費」を計算し、メインテナンスにかかる時間と費用を比べます。そして、「得られるメリット(歳をとっても歯が残ること)」をイメージし、メインテナンスを受けるか否かを判断します。初診から治療終了まで何度も通い、時には待ち時間もあり、長かった拘束時間と合計でかかった治療費を頭の中で計算しているのです。

　治療終了時はその記憶が鮮明なので、すぐに答えが出ます。そして両者を比べて「また悪くなったら何度も通って、痛い思いもして、お金もかかるなら…定期的に通って、歯を守っていくほうがいいんじゃない?」と感じるのです。ここまでくれば、メインテナンス受診を断る患者さんはほとんどいらっしゃいません。

　なんとなく勧められるがままメインテナンス受診の選択をするのではなく、患者さん自身がメインテナンス受診にメリットを感じて「自分でメインテナンスを受ける選択をする」というプロセスを辿っていれば、よほどのことがない限り無断キャンセルにもなりません。

患者さんの治療体験の記憶が新しいうちに比較していただくと効果的

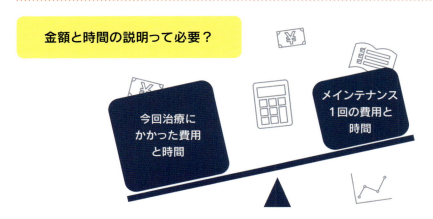

口腔の健康意識の高い方向けには、自費のメインテナンスもあり

　また、当院では保険のメインテナンスとは別に、自費のメインテナンスメニューも一緒に説明しています。口腔の健康意識の高い方の中には、自費を選択される方も少なくありません。ちなみに当院では、自費のメインテナンスメニューではPMTCに特化したメニューやパウダークリーニング、口腔のリスク検査を含んだメニューなどを用意し、患者さんが自由に選べるように設定しています（図6）。

　自費のメインテナンスメニューは値段設定が7,000円、16,500円、25,000円の3コースを用意しています。前述のとおり、口腔への意識が高まった人ほど、自費メニューを選択される傾向があります。まだ、自院で自費のメインテナンスメニューを用意していないのであれば、より口腔の健康に特化した内容で組み立ててみるとよいでしょう。

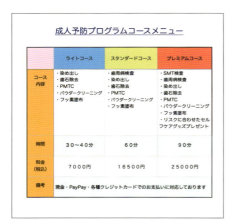

図6a　当院の自費のメインテナンスコースのメニュー。

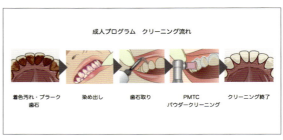

図6b　イラストで示すと患者さんにわかりやすくなる。

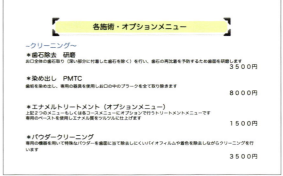

図6c　当院の自費メニューの一部。

重要 POINT ❸　治療のクロージング（終了時）が最も重要

　当院では、治療を全て終える最終来院日に前頁の重要POINT ①②について説明します。**その機会を逃さないためにも、患者さんの治療計画を把握しておきましょう。**「次回が治療最終日」とわかっていれば、最終日に数分、メインテナンスの説明時間を設けスムーズに対応できます。最終日に歯科医師がメインテナンスの説明に時間を割いていたのでは、他の患者さんの治療が進まなくなり、院内の回転率が悪くなります。POINT ①②の説明は担当歯科衛生士、もしくは歯科助手が説明するようにしましょう。TC(トリートメントコーディネーター)が在籍している歯科医院ではTCによる説明もお勧めです。

　説明場所はチェアサイド、もしくはカウンセリングコーナーがあれば移動して説明します（図7）。カウンセリングコーナーに移動する理由は、少しでも早くユニットを空けるためです。この治療最終日に初診時の主訴が改善されたか、今までの治療の経過で気になっていることがないかなども、合わせて確認を行いましょう。そしてメインテナンスのメリットと内容をお伝えします。

　例えば、以下のようにトークします。

> 例）「最初に来院した時は、右上にかなり強い痛みがありましたね。治療を終えて、その後、痛みや違和感はございませんか？」

　このような会話をすることで、患者さんが聞きたかったことなどを引き出せると同時に、初診時の痛みを思い出し「もう2度とあんな痛みを経験したくない」という意識の確認も行うことができます。

最終治療時は、メインテナンス受診の動機づけの最大のチャンス！

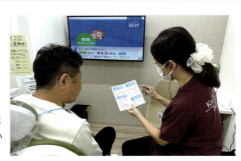

図7　治療最終日に主訴は改善したかを確認し、最後にメインテナンスの重要性や内容の説明をパンフレットを開いて行う。

2 実際のクロージング（治療終了時）の流れ

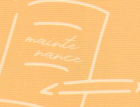

資料を駆使してしっかり伝える

では、実際、治療終了時に患者さんとどのような会話をするかを説明します。

例）患者さんへのクロージングのトーク例

　今日で予定していた部分の治療は終わりました。
　長い間、治療お疲れ様でした。
　最初ご来院した時は、右上のところにかなり痛みがありましたね。治療を終えて、その後痛みや違和感はないですか？
　一旦、治療は終わりますが、〇〇さんは歯周病が進行している状態でしたので、これからはメインテナンス受診をお勧めいたします。
　これからメインテナンスについて少しお話しさせてください。

　メインテナンスを受けるメリットですが、
①むし歯や歯周病の予防効果がある
②むし歯や歯周病が早期発見できる
③歯の喪失が予防できる
④一回の受診で歯石や着色を取る治療が終了
　が挙げられます。
　そして、メインテナンスを受けた方と症状がある時のみ受診した方は80歳で、これだけ歯の本数に差が出ます。

（80歳になった時、定期的にメインテナンスを受けていた方は26本の歯が残っているのに対し、症状のある時のみ受診した方は0本という右頁のデータを見せて説明します）

実際、歯が抜けてしまうとこのようなお口になってしまいます。
（歯が喪失した写真を見せながら説明する）

歯が抜けても入れ歯があったり、中にはインプラントを選択される方もいますが、入れ歯は発声しにくかったり、やはりご自身の歯ではないので違和感が強く感じられます。

そしてインプラントもすべての人が対象にできる治療法ではありません。

今ある歯を守って、美味しくお食事を召し上がっていただくためにメインテナンスを受けていただくことをお勧めしています。

次にこちらの「健康の後悔TOP3」ですが、これは雑誌「プレジデント」でアンケートをとった結果です。55歳～74歳の方が実際、歯の定期検診・メインテナンスを受けておけばよかったと1番後悔されています。

では、メインテナンスではどのようなことを行うかですが、むし歯のチェックと歯周病の検査、歯石取り、クリーニングをおよそ40分程度で行います。最初、来院された時に受けていただいた検査や歯石取りを1回で終えることが可能です。

受診の間隔はお口の状態によって変わりますが、○○様は重度の歯周病の状態でしたので、まずは1ヵ月に一度受診しましょう。

その後、改善が見られたら2ヵ月～3ヵ月空けていきます。費用は保険適用でだいたい3,500円程度です。今日が○月○日なので、次回は1ヵ月後の△月△日以降にご来院ください。その時まで、歯磨き頑張ってくださいね！

それでは受付でご予約取らせていただきますね。

△月にまたお待ちしています。

歯の健康に関する後悔あとに立たず…

健康の後悔 TOP 3

1位　歯の定期検診を受ければよかった
2位　スポーツなどで体を鍛えればよかった
3位　日頃からよく歩けばよかった

（プレジデント編集部調べ 2012年9月 55歳～74歳対象 1,090名の調査結果より）

定期的にメインテナンスを受けた人と受けなかった人の違いは明らか

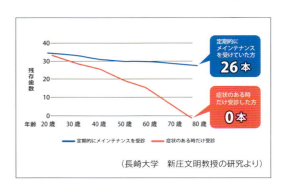

（長崎大学　新庄文明教授の研究より）

3 メインテナンスの予約を促すための便利ツールを使いこなそう

経費をかけずに連絡する：LINEやSMSをフルに活用しよう

　以前はメインテナンスの予約のために、ハガキを送ることが多かったのですが、ハガキ代がかかりますし、宛先を書くための時間（人件費）も発生します。そうすると、1枚あたり100円以上のコストがかかってきます。また、前述したようにハガキが届いたからといって全員のメインテナンス受診に結びつくわけではありません。コストがかかる上、結果にも結びつきにくく、手間がかかります。

　1枚あたりのメインテナンスハガキ代　約100円×例）月50枚＝毎月5,000円

　年間にすると60,000円のコストがかかっています。もっと多くのハガキを送る歯科医院であれば、よりコストがかかります。そのコストに対してのリターン（メインテナンス患者）が少ないことを考え、**よりコストをかけずに連絡する手段を選びましょう**。当院ではアポイントシステムには患者管理クラウド ジニー（Denta Light）を、レセコンにはOpt.one（オプテック北海道）を導入しています（図8、9）。

当院で使用しているアポイントシステムとレセコン

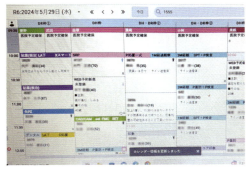

図8　当院のアポイント管理クラウド ジニー（Denta Light）。

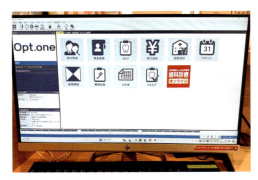

図9　レセコンのOpt.one。

82

オプテック北海道のレセコンではLINE登録が可能なため、メインテナンスの案内に限らず、すでに予約済みのアポイントについても受診日が近くなったら事前にLINEを使ってアポイント日時を自動でお知らせできます。これにより、メインテナンス患者さんだけではなく、治療の方にも予約のリマインドが可能になります（図10）。

　LINEのアプリをインストールしていない方には、ジニーのアポイントツールからSMS(ショートメッセージ)を送ります。これでほとんどの患者さんに連絡することが可能です（図11）。

　LINEは無料ですし、SMSは1通10円で一斉送信可能なので、雛形メッセージを作成しておけば、送信作業も時間をとりません。これらのツールはあくまでも予約を取った方に連絡するもので、「近くなってから電話で予約を取ります」という方にはメインテナンス予定月になっても連絡がない方のみ、こちらから電話しています。こうすることで、費用を抑えつつ予約のリマインドもでき(無断キャンセルを減らす)、メインテナンス受診予約に結びつきやすくなります。

メインテナンスのための連絡ツールは低コストで

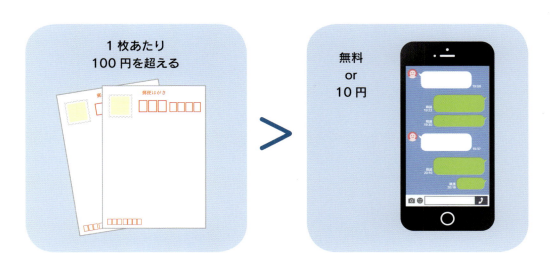

LINEとSMSで患者さんに連絡

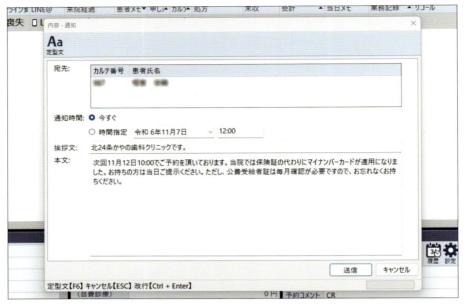

図10 Opt.oneのLINE送信画面。

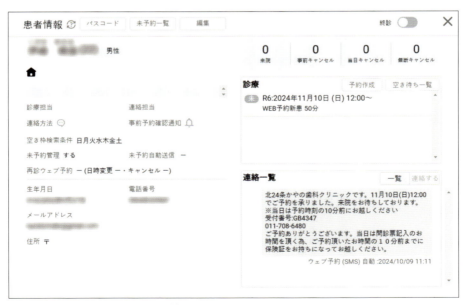

図11 クラウドジニーのSMSの送信画面。

第8章

メインテナンスの時間管理

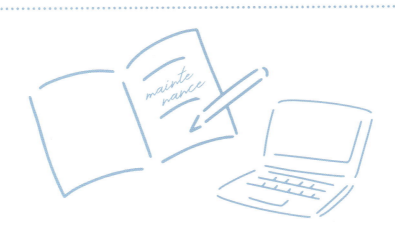

1 メインテナンスの流れ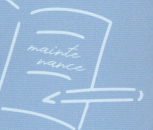

8つのステップで行います

1アポイント内のメインテナンスは、以下の8つのステップで行います。

STEP 1 問診

STEP 2 口腔内診査

STEP 3 歯周組織検査

STEP 4 検査結果説明

STEP 5 口腔衛生指導（OHI）

STEP 6 スケーリング or イリゲーション

STEP 7 歯面研磨

STEP 8 術後説明

STEP 1 問診

問診では「前回のメインテナンスから今日までの間に変わったこと、気になったことはありませんか？」と質問します。それにより、患者さんが「今日はコレを聞こう」と思っていたことを聞き出すことができます。この問いかけは必ず行いましょう。

患者さんがその日に聞きたいと思っていることを引き出すための問いかけが大事

術前の問診

患者さんが抱えている疑問や不安を
こちら側から聞き出す

この時に聞かせていただいた内容は
こちらが答えたことも含め、必ず
業務記録、もしくはカルテにメモをする

翌月、再度確認を行う

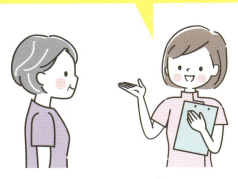

前回メインテナンスで受診してから変わったこと、気になったことはないですか？

信頼関係構築に繋がる

そのためにも前回のメインテナンスで患者さんが「気になっていたこと」は必ずメモ、もしくは業務記録に残し、施術前に「前回気になっていた〇〇どうでしたか？」などの問診ができるようにしておくことが大切です（**図1**）。

　担当制であれば患者さんとの会話も記憶に残っているはずですが、担当制でなくても必要な内容は記録に残し、把握した上で施術に入りましょう。そうすることで「前回のことをしっかり把握してくれている」と患者さんが安心し、信頼関係の構築に結びつきます。

　記録に残す内容は、口腔内状況や口腔衛生指導の内容だけでなく、生活習慣や仕事、家庭環境のこと…など幅広く書き留めておきましょう。それによりコミュニケーションの幅も広がると同時に、より個人にあった指導の内容にすることができます。

患者さんが気にしていたことは必ず記録し、次回の問診に活かす

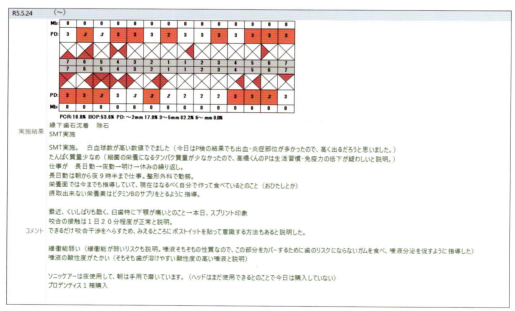

図1

例）前回の記録を基にした会話例

例1：
（前回のメインテナンス時）
「来月、1週間程度の出張がある」と聞いていた

（今回のメインテナンスで聞くこと）
「前回、出張に行かれると伺っていましたが、出張先で歯磨きは普段通りできましたか？」

例2：
（前回のメインテナンス時）
「娘が里帰りで帰ってくる」と聞いていた

（今回のメインテナンスで聞くこと）
「娘さん、里帰りされたのですか？その間、サポート大変でした？」など

　私達にとっては数多くの患者さんの1人であっても、患者さんにとって歯科衛生士はオンリーワンであり、メインテナンスは特別な時間です。**患者さんとの何気ない会話が安心感を生むことを考えると、この数分間の問診・会話は欠かせないものです。**

また、患者さんとの会話から「体の疲れや不調」について伺うこともできます。その原因を辿れば患者さんの生活の変化が見えてくるはずです。経験上、筆者は生活背景が口腔に与える影響はかなり大きいと考えています。生活背景が変わると、それまでできていたことが難しくなることがあり、セルフケア行動に影響がでます。

　先に挙げた「娘さんが里帰りしたこと」の例で言えば初孫が誕生したことで、それまでのご主人と2人の生活が一変します。自分のペース、タイミングでできていた歯磨きができなくなり、孫と娘の世話に加え3度の食事や家事となると、睡眠時間や休息の時間が減り、体への負担はかなり大きくなります。このような時に体の免疫力も低下し、口腔環境も一気に悪化しやすくなります。そういった生活背景の変化の聞き取りをメインテナンス時に患者さんから定期的に行うことで、時々に適した指導が可能になります。

生活の変化に関する聞き取りを定期的に行おう

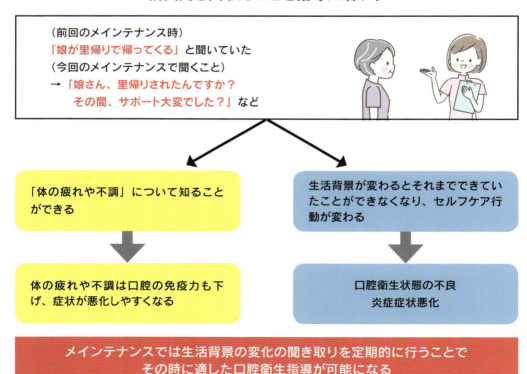

前回聞き出したことを指導に活かす

特に注意すべき患者さんの生活の変化

＜受験勉強の時期＞
・受験勉強が始まった時：食生活が乱れ、ブラッシング行動が疎かになりやすい

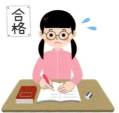

＜妊娠した時＞
・悪阻で歯磨きができないこともある。歯周病は早産のリスクもあるので特に定期的管理が重要となる

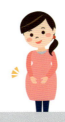

＜就職した時＞
・慣れない環境にストレスを感じ、口腔環境が乱れやすい

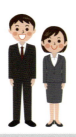

＜出産した時＞
・乳児のケアに追われ、自身の口腔管理が疎かになる

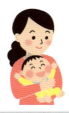

＜結婚した時＞
・結婚式や新婚旅行などスケジュールが過密になりやすく、疲労が口腔に影響を及ぼすことがある

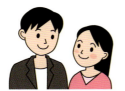

＜度重なる出張や引越しなど＞
・普段使っているセルフケアグッズが使用できないことや、疲れが口腔に影響を及ぼす

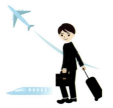

歯科医院は妊娠期から人と関わることができ、高齢になってもずっと通い続けられるところです。先に挙げたライフイベントによる生活の変化は年に何度もあるわけではありませんが、こちらから聞きださない限り、知ることができません。ですので、ちょっとした会話から聞き取れる生活情報を常にメモし、その時の状況にあった口腔衛生指導の内容を提案しましょう。

ライフイベントによる変化を積極的に聞き出し、指導に活かそう

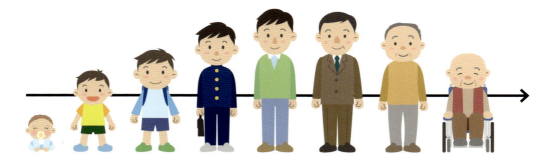

歯科は一生涯 通うことができる医療機関

ライフイベント（生活の変化）が起きることを想定して聞き出すことが必要

STEP 2　口腔内診査

チェック項目▶　う蝕や不適合冠の確認

　口腔内診査ではう蝕や不適合冠をしっかり確認します。この診査では特に不適合冠や隣接面う蝕を見落とさないよう注視しますが、密なコンタクトポイントのう蝕は見つけにくいと思います。筆者は必ずフロスを通してう蝕のチェックをします。う蝕のない部位はフロスがひっかからずスムーズに通過しますが、う蝕のある部位はフロスがひっかかりほつれて抜けてきますので（**図2**）、一つの目安としてお勧めします。

　う蝕の疑いのある部位が認められる場合は、歯科医師に報告し、デンタルエックス線画像で確認しましょう（**図3**）。

デンタルフロスを使ってう蝕の疑いがないかをチェック

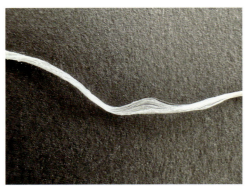
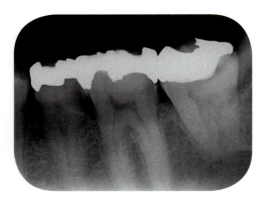

図2　隣接の2次カリエス部位を通過させ、ほつれたデンタルフロス。

図3　2次カリエスのデンタルエックス線画像。

チェック項目▶ 粘膜の炎症症状や乾燥状態のチェック

　他にも口腔内全体を診て、粘膜の炎症症状や乾燥状態も把握することが重要です。口腔癌などの疾病の早期発見に加え、口内炎や口角炎が見られないかもチェックします。粘膜に炎症が見られた時には、その後の処置はできるだけ痛みのないように、(口内炎があればその部位は排除のミラーも当てないように心がける)(口角炎であればあまり大きく口を開けないなど)ケアするよう心がけます(図4、5)。

粘膜に炎症が見られた部位は、痛みのないような処置に心がける

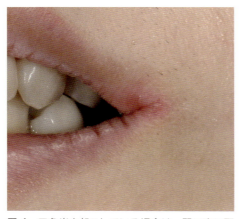

図4　口角炎を起こしている場合は、開口度に配慮する。

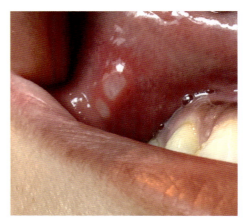

図5　口内炎の部位は、ミラーを当てないように。

　また、口内炎や口角炎を起こしている患者さんには栄養指導を行います。筆者の患者さんで口内炎や口角炎を多発する方の傾向として「野菜不足」「免疫力低下」があります。口内炎や口角炎が何の原因で発症しているか？まで、考えるとよいでしょう。

　特に口内炎は明らかに咬傷の場合を除き、野菜の摂取を積極的に行うように指導し、それが難しければ粘膜改善のためにビタミンBのサプリメントを補給してもらいます。また、体もしっかり休めるよう休息の必要性も指導します。

粘膜の炎症の改善にサプリメントを勧めることもあり

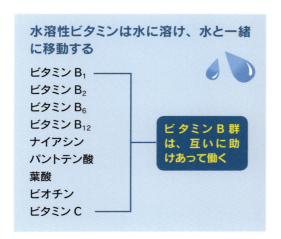

栄養状態の改善もアドバイスするとよい

ビタミン B₁

食品	玄米ごはん	うなぎ	豚ひれ肉
1食当たり使用量	子ども茶碗1杯分（100g）	2/3 尾分（100g）	100g（生）
含有量	0.16mg	0.75mg	1.32mg

ビタミン B₂

食品	納豆	うなぎ	豚レバー
1食当たり使用量	1パック（40g）	2/3 尾分（100g）	100g（生）
含有量	0.56mg	0.74mg	3.60mg

ナイアシン（ビタミン B₃）

食品	ピーナッツ	豚レバー	カツオ
1食当たり使用量	手のひら1杯分（炒り、20g）	100g（生）	100g（春穫り、生）
含有量	3.4mg	19.0mg	23.0mg

ビタミン B₆

食品	さんま	牛レバー	ミナミマグロ
1食当たり使用量	100g（刺身）	100g（生）	100g（赤身、刺身）
含有量	0.51mg	0.89mg	1.08mg

ビタミン B₁₂

食品	あさり	牛レバー
1食当たり使用量	水煮缶 1/2 缶（40g）	100g（生）
含有量	25.5mg	53.0mg

葉酸

食品	ブロッコリー	煎茶	鶏レバー
1食当たり使用量	250g（一株）	100ml	100g（生）
含有量	200μg	16μg	1300μg

チェック項目▶ 歯肉退縮のチェック

特に、患者さんが高齢の場合は歯肉退縮の発現率が高くなります。多くは歯周疾患や過度な咬合力、不適切なブラッシング圧で起きています。根面が露出している部位は象牙質なので、臨界pHがエナメル質とは異なり、非常にう蝕のリスクが高くなります。

歯肉退縮はブラッシングの仕方を少し間違っただけで起き、う蝕のハイリスクに結びついてしまいます。メインテナンス時にはできる限り、以前の口腔写真と見比べて情報を収集し、歯肉退縮部位が見られた時にはブラッシング圧のコントロール指導を行いましょう。

根面（象牙質）は溶けやすい

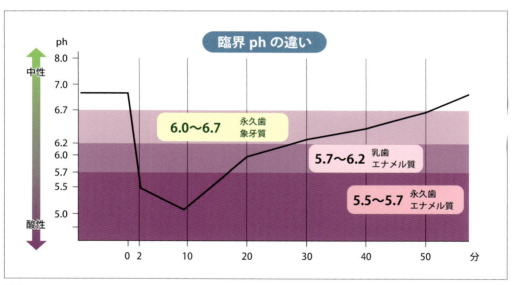

図6　　　　　　　　　　　　　　　　　　　　（ライオン株式会社Lサポの資料を基に作成）

STEP **3** 歯周組織検査

チェック項目▶ **検査の目的と内容をきちんと伝える**

　歯周病検査による的確な検査がもちろん重要ですが、定期管理をしていく上で「患者さん本人に現状をしっかり理解していただく」ことが欠かせません。筆者は初診の患者さんの歯周組織検査（プロービング）時には、必ず「今まで歯周病の検査を受けたことはありますか？」と問いかけます。

　それは

　・以前はどのような検査結果だったのか？

　・それから進行してしまっているのか？

を把握するためです。

　ですが、現状は「受けたことはありません」と答える方ばかりです。補綴治療や、前院で歯石除去を受けていても歯周病の検査だけは覚えていないという患者さんが多くいます。これは、歯周病の検査結果についてインパクトのある説明ができていなかったこと、検査結果に基づく指導がなされていなかったことの現れとも言えるでしょう。

　プロービングを「なんだかチクチクする検査されたけど、何をされていたかわからない」と受け止められないように、「歯と歯茎の境目にある歯周ポケットの深さを計測することで、炎症が起きていることや歯周病の進行を把握することができます」と説明し、「何をどうやって、なんのために計測しているか？」を必ず説明しましょう（拙著：ホームケア指導パーフェクトマニュアル、インターアクション、2021 参照）。

チェック項目 ▶   歯周病が以前より進んでいないかをチェック

　以前の歯科医院で軽度や中等度の歯周病と診断された患者さんの場合は、症状が進行していないかを診てみましょう。軽度の歯周病だったはずなのに、歯周病が進行している方は、本来はメインテナンスでフォローが必要だった患者さんです。また、前院で中等度との診断受けていた方も同様です。歯科医院でしっかりとメインテナンス受けていれば、進行を防げることができたのに…そのような患者さんが多いのが現状です。このような患者さんにこそ、患者教育を行いデンタルIQを上げて、メインテナンスの目的・効果をしっかり伝えましょう。

プロービングで何をしているかを患者さんに伝えよう

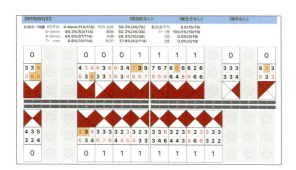

イラストを用いたり、
エックス線写真を用いたりしながら
どこを測っているか伝える

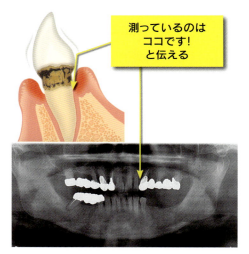

測っているのは
ココです！
と伝える

STEP 4 検査結果説明

DO！▶ 歯周組織の検査結果は、毎回必ず説明する

　患者さんがプロービングの目的を理解できていると、メインテナンス移行時の説明をスムーズに進めることができます。**歯周検査結果は毎回、計測の度に必ず説明を行うようにしましょう。**どこの部分から出血が見られたか？前回とのポケットの比較…など、今回のメインテナンスまでの間に、口の中がどのように変化したか？を言葉にしてお伝えします。

　また、説明の際には検査結果を必ず見せながら説明するようにしましょう（詳しい説明方法は、拙著：ホームケア指導パーフェクトマニュアル、インターアクション、2021を参照）。

DO！▶ 視診で気づいたことも説明しておく

　さらに歯周病だけではなく、う蝕の状態や歯周組織の変化、過度なブラッシング圧による歯肉の変化が起きていないかなど広い視野から説明できるとよいでしょう。

　口腔内の視診と併せて、歯周組織検査の結果をしっかり伝えることで、患者さんの口腔健康への知識が高まり、口腔衛生指導の動機付けにも繋がります。

前回と今回のプロービング結果の違いを伝える

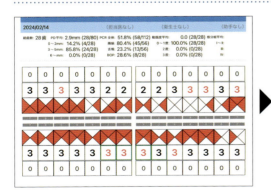
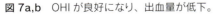
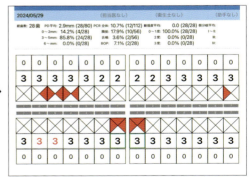

図 7a,b　OHI が良好になり、出血量が低下。

STEP 5 口腔衛生指導（OHI）

DO！▶ 歯周組織検査の結果を踏まえて指導する

　メインテナンスで口腔衛生指導は欠くことのできない重要な事項です。次回までの期間、口腔を健康に維持できるか、または病状安定のまま経過できるかは、患者さんのセルフケアにかかっているからです。しっかりと時間を確保し、要点をまとめてお伝えするようにしましょう。

　口腔衛生指導ではSTEP④の歯周組織検査の結果を踏まえて指導すると効果的です。「磨き残しのあった部分と炎症の有無」を紐づけると非常に伝わりやすく、行動変容に結びつきやすくなります。

DO！▶ 前回の指導内容が口腔内に反映されているかをチェック

　前回のメインテナンスの指導内容がしっかりできていたか？の振り返りや、購入していたセルフケアグッズ（歯磨剤や歯ブラシ）が使えていたかどうか？そのセルフケアグッズがどのように口腔に活きているか？を言葉にして伝えます。

　セルフケアグッズでよくあるのが「売りっぱなし」「指導しっぱなし」です。せっかく購入していただいたセルフケアグッズも活かしきれていなければ意味がありません。また磨き方も同じことです。口腔衛生指導ではこのフォローが欠かせません。前回、指導したことが活かされ口腔や行動が変化して初めて口腔衛生指導は意味を成します。

　「売りっぱなし」「指導しっぱなし」の繰り返しでは、患者さんは行動変容しなくなります。前回必ず指導したことは「できているか？」「使えているか？」の視点で診るようにし、「〜しっぱなし」はやめましょう（図8）。

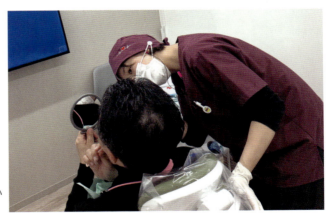

図8　前回指導した磨き方で磨けているかを必ず確認する。

例）売りっぱなしにしない。口腔の状態と紐づけた会話例

「前回、購入していただいた歯磨剤使ってみました？」

「その歯磨剤の効果もあってか、右上の部分の出血が減ってきていますね！」

「前回、購入していただいた歯ブラシの使用感はいかがでした？」

「薄型ヘッドの歯ブラシにしたら、裏側の磨き残しが減ってきていますね！」

DO! ▶ 褒める指導を心がける

　筆者はできる限り、良いところを見つけ褒めるようにしています。

　私達はブラッシングの悪いところばかりを指摘しがちですが、患者さんは「またできていないところを注意されるかもしれない」と緊張しています。「注意ばかりされる」よりも「褒めてもらえる」方が、患者さんの心理的負担もぐっと軽減されるはずです。また、この「褒める指導」はブラッシング行動のモチベーションアップにも効果的に働きます。できているところを見つけつつ、できていないところを1箇所指導するようバランスをとって指導するとよいでしょう。

DO! ▶ セルフケアグッズを見直す

　口腔衛生指導ではセルフケアグッズの見直しも大切なポイントです。体（口腔）の成長や生活背景、口腔内環境によって適する歯ブラシのサイズ、毛先の形状、歯磨剤の種類は大きく異なります。**メインテナンスの度に、必ず現在の口腔に適しているセルフケアグッズは何か？を考えましょう。**そしてお勧めしたグッズを患者さんが使われるようでしたら、メインテナンス期間分（次回来院時までの分）を購入していただきます。

　大体、歯磨剤は3ヵ月に1本の間隔で消費するので、3ヵ月毎のメインテナンスなら、筆者は歯磨剤1本と歯ブラシ3本を購入してもらっています（**図9**）。その歯ブラシのうち1本を使用してチェアサイドでブラッシング指導を行い、**「ご自宅に帰ったら、この歯ブラシと洗面所に置いてある今日まで使用した歯ブラシを交換してください。また来月、〇日になったら新しい歯ブラシに変更してくださいね!」**とお伝えしています。こうすることで、**1ヵ月に1本新しい歯ブラシに変更する習慣が身に付きます。**

　これも大切なメインテナンスでの指導の一つです。

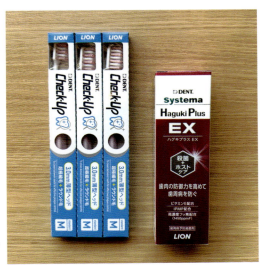

図9　3ヵ月毎のメインテナンスの方には、歯ブラシ3本と歯磨剤1本の購入を勧める。

セルフケアグッズは次回のメインテナンスまでの分を用意するのがポイント

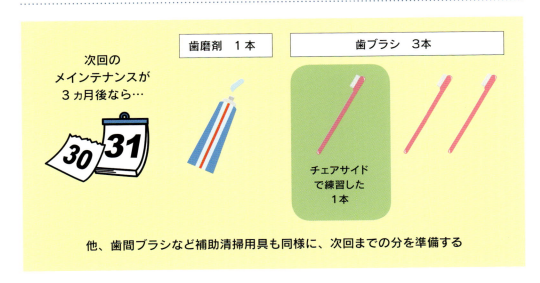

STEP 6 スケーリング or イリゲーション

DO！▶ 歯石沈着量について説明する

メインテナンスでは OH が良好になってくると、歯石沈着量も減少し、スケーリングにあまり時間がかからなくなってきます。ただ、患者さんは「今回は歯石ついているかしら？」と気になっているので、**歯周組織検査の結果説明の際に歯石沈着量についても説明するとよいでしょう**。

「スケーリングに時間がかからなくなってきた」→「手を抜かれている」と思われないようにするのがポイントです。「今回は歯磨きをしっかり頑張ってくださったので、歯石があまりついていませんでした！ですので、今日は歯周ポケットの中を洗浄していきますね」などと説明すると、**自身のブラッシングが口腔に活かされていることが実感でき、モチベーションも上がるきっかけになります**（図 10）。

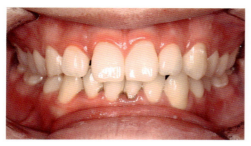

図10a 歯石沈着が多く、スケーリングに時間がかかる。

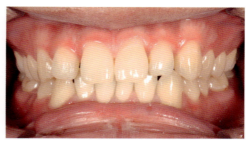

図10b 歯石沈着が少ない状態になると、スケーリングに時間がかからない。歯石沈着が少ないことを歯周組織検査の結果説明時に患者さんに伝えることが大事。

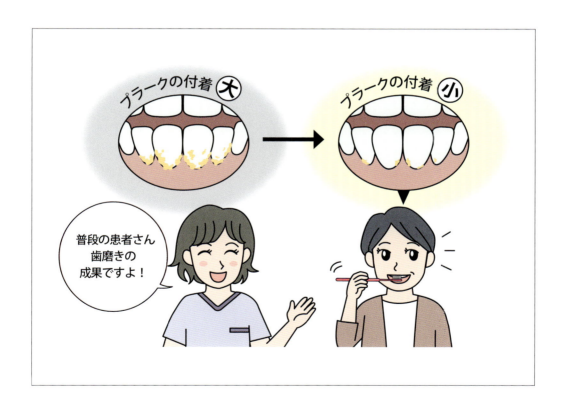

STEP 7 歯面研磨

DO！▶ バイオフィルムを見落とさない

　メインテナンスの歯面研磨には歯石除去後の歯面を滑沢にすること以外に、バイオフィルムの除去と着色除去も含まれます。歯面研磨では特にバイオフィルムの見落としをしないように注意しましょう。**メインテナンスで重要なのは第4章の2でお伝えしたとおり「高病原性バイオフィルムの除去」です。**バイオフィルムは細菌がバリアを張って簡単には取り除けない膜になっています。強固なバイオフィルムになってしまうと歯ブラシでは除去しきれません。セルフケアでは除去できないバイオフィルムをプロフェッショナルケアでしっかりと除去することは、口腔の疾病予防に大きく関わってきます。

　バイオフィルムを見分ける際に染色液を使用する時には、必ず患者さんにその日の予定の確認を行うようにしましょう（染色液で染まった粘膜はなかなか赤い色が取れません。もし、早めに粘膜の色も取り除くのであれば歯磨剤を使用してブラッシングをしてもらうと取れやすくなります）（**図11**）。

　バイオフィルムを見落とさないためには、必ずエアーをかけて視診することが大切です。滑沢なエナメル質とバイオフィルムが付着している歯面にエアーをかけると差がわかりやすくなります。染色をしないケースであれば、必ずエアーをかけて視診し、エキスプローラーで歯面をなぞると判別しやすくなります。慣れてくるとエアブローをせずに歯石除去・歯面研磨の処置に入りがちですが、エアブローでの歯面の確認は必ず行うべきです。

バイオフィルムを染色する時は、その日の患者さんの予定を確認してから行おう

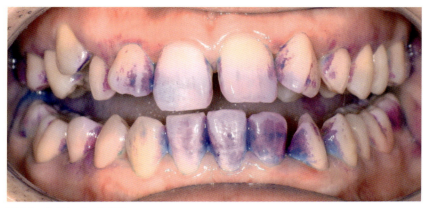

図11　染色している歯面。

バイオフィルム付着の比較

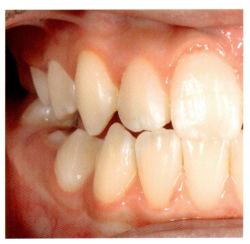

図12a　歯面研磨後。バイオフィルムの除去ができた歯面。

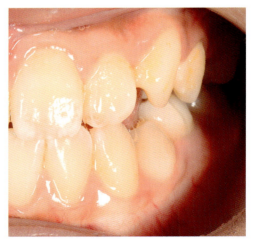

図12b　歯面研磨前のバイオフィルムが付着している歯面。

| STEP | 8 | 術後説明 |

DO！▶ 最後に必ず説明したことや指導内容の要点を伝える

　メインテナンスを通して、今回新たに説明したことや、指導したことがあれば最後に必ず要点をまとめてお伝えしましょう。説明は、ばらけてしまうと印象に残りにくくなります。特に気をつけてほしいセルフケアの要点を最後に伝えることで、意識づけに効果的です。

 例）術後説明の会話例

「先ほども説明しましたが、帰ったらこの新しい歯ブラシに交換してくださいね。そして今日お伝えした右下の奥歯裏側の歯磨きは鏡を見ながら行ってみてください」

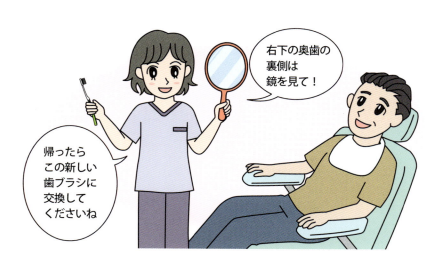

DO! ▶ 次回の日程を伝える

　そして次回の日程をチェアサイドで伝えることも大事です。例えば、今回7月に受診したのであれば、3ヵ月後の「次回は10月〇日あたりを予定しています」とおおよその日程を伝えます。そうすると患者さんは受付での会計を待っている間に予定を確認してくれますし、次回の日時を印象づけることができます。

　このように受付とチェアサイドで次回は「10月」と2回念押ししておくと、患者さんがアポイントを忘れるのを防いでくれます。

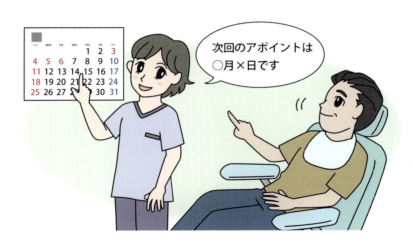

DO！▶ 「待っている」ことを伝える

　受診継続のために重要なのは「待っている」ことを伝えることです。メインテナンスを定期的に受診してくれていれば、3ヵ月間隔の患者さんでも1年に4回会うことになります。治療時から数えると何度となく会ってきた歯科衛生士に

「また次回お待ちしていますね!」

「次回は10月ですね!また会えるのを楽しみにしています!」

と言われると心理的に、すっぽかしにくくなります。

「楽しみに待っています」

と言われて嫌な患者さんはいません。

　私達にとっては1日10人程度のメインテナンス患者さんの1人であっても、患者さんにとっては「オンリーワンの歯科衛生士の言葉」なのです。治療での通院は患者さんにとって喜ばしくないことですが、メインテナンスは「健康のために良い行動選択をしている」ので、患者さんも気分良くお帰りになります。**「待っている」というたった一言でもメインテナンス離脱を防ぐ効果があるのです。**ぜひ、皆さんもお声がけに活かしてみてください。

担当の歯科衛生士が「待っています」と伝えることで
アポイントが**「約束」**となり受診につながりやすい

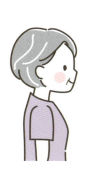
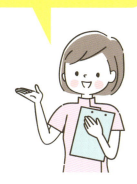

では、次回の1ヵ月後の9月に
お待ちしています

例）メインテナンス後の患者さんへの説明

「お疲れ様でした。今日は前回と同様に<u>左上の歯茎のところに少し炎症症状</u>が見られました。今日、歯周ポケットの中もしっかり洗浄しておきましたので、また次回まで様子を見ようと思います。

その左上のところ、特に<u>裏側の磨き残し</u>が今日は多かったので、今日お伝えしたとおり、<u>歯磨きをする時は左上から磨き始めて</u>ください。

右側はとってもきれいに磨けていました！継続して頑張ってくださいね！

歯磨剤は前回から使っていただいているものが、今のお口の症状にはあっているので使い続けた方がよいのですが、お家に残りはどれくらいありますか？　なければ、歯磨剤を１本と次回まで３ヵ月空きますので、歯ブラシを３本準備しておきますね。

他、何か気になるところはありませんか？

では、また３ヵ月後になりますので、10月10日あたりでご予約を取りたいと思います。

次回、お会いできるのを楽しみにしていますね！お疲れ様でした」

下線部は施術中の指導内容の振り返りをしている部分です。
　最後に要点をまとめお話しすることで、術中は緊張していて記憶に残りにくかったところも、指導内容が残りやすくなります。ぜひ、参考にしてみてください。

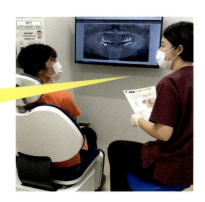

では、また１ヵ月後になるので10月10日あたりでご予約を取りたいと思います。
次回、お会いできるのを楽しみにしていますね！
お疲れさまでした。

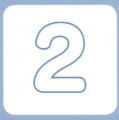
時間短縮をするには

時間短縮のための3つのポイント

　皆さんの歯科医院では何分のメインテナンスで予約をとっていますか？当院では40分を基本に、その時間内で前項にてお伝えした施術を終えるようにしています。ですが歯周組織検査が精密検査だと、時間が足りなくなることがよくあります（時間をオーバーしてしまうことも…）。1人でも時間がオーバーすると、その後の患者さんもズルズルと遅れてしまいます。予約時間を守って来院された患者さんを待たせてしまうと、歯科医院との信頼関係にも影響が出ます。

　また、メインテナンスは適切に処置を行うことが重要で「時間をかければよい」というわけではありません。ユニットに座っている間は患者さんにとっては緊張の連続です。できる限り短時間に終えることが、双方にとってメリットとなります。ここでは、メインテナンスの時間短縮するコツについて紹介していきます。

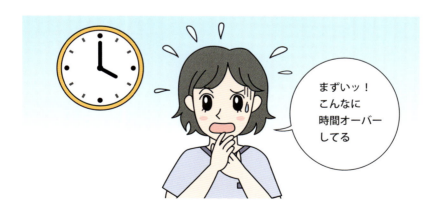

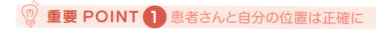
重要POINT ❶ 患者さんと自分の位置は正確に

DO！ ▶ 適切なポジショニング（術者の位置）を怠らない

　メインテナンスの施術には、歯科衛生士業務の中でも特にメインとなるプロービング・スケーリング・歯面研磨が含まれています。これらの処置時におろそかになりがちなのがポジション（術者の位置）・マキシラアングル（患者さんの頭の角度：MA）・ヘッドローテーションの（患者さんの顔の向き：HR）設定です。

　処置を行う際に、適切な位置にポジション取りができていると、視野が変わり施術にかかる時間も大幅に短縮できます。また、安全性も上がり、疲労感も減ります。「位置設定」はしっかり行うようにしましょう。

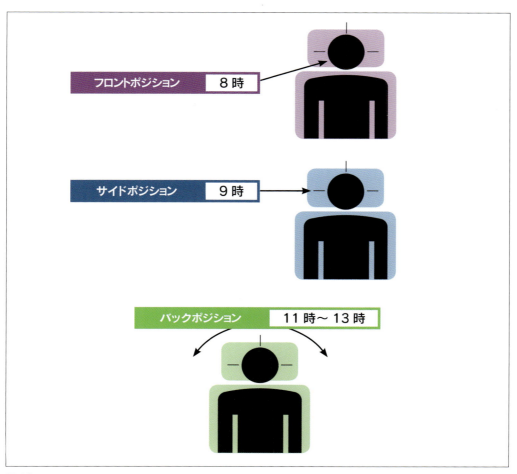

図13

基本のポジション　上顎（MA：上顎位の設定）		
部位	術者	患者
右上頬側	9時のサイドポジション	HR 0
上顎前歯部唇側	12時のバックポジション	MA 0　HR 0
左上頬側	1時のバックポジション	HR 少し右
左上口蓋側	9時〜11時のポジション	HR 左
上顎前歯部口蓋側	12時のバックポジション	HR 0
右上口蓋側	1時もしくは12時のバックポジション	HR 右

表1

基本のポジション　下顎（MA：下顎位の設定）		
部位	術者	患者
右下頬側	10時もしくは9時のサイドポジション	HR 0
下顎前歯部唇側	8時〜12時のポジション	MA 0　HR 0
左下頬側	12時もしくは1時のポジション	患者：HR 0（少し右）
左下舌側	9時のサイドポジション	HR 左
下顎前歯部舌側	12時のバックポジション	HR 0
右下舌側	12時もしくは1時のポジション	HR 右

表2

DO！▶ マキシラアングル（患者さんの頭の角度：MA）を正しく設定する

マキシラアングル（MA）は、患者さんの頭部を後屈させたり、顎を挙上させて角度を変えます。

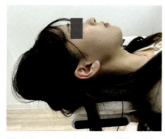 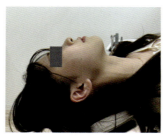 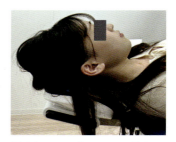

図 14a　マキシラアングル：基本。　　図 14b　マキシラアングル：上顎位。　　図 14c　マキシラアングル：下顎位。

DO！▶ ヘッドローテーション（患者さんの顔の向き：HR）も正しく設定する

左右に患者さんの顔を向けてもらいます。これも右に左に何度も変えてもらうと手を止めなければならず時間がかかるので、基本はまっすぐにしてもらった状態で進め、「この位置は…」のところは患者さんの顔の向き（HR）をコントロールするとよいでしょう。

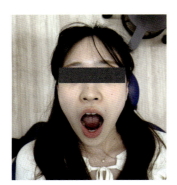 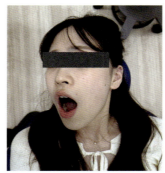 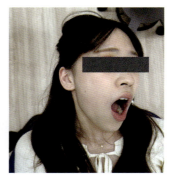

図 15a　HR: 基本。　　図 15b　HR: 右（右側口蓋側、舌側が見やすい）。　　図 15c　HR: 左（左側口蓋側、舌側が見やすい）。

重要 POINT ❷ 口腔衛生指導は術中にも

DO！▶ 歯面研磨の時間を利用する

　皆さんは口腔衛生指導（OHI）をする際、「時間」を区切って行っていますか？限られたチェアタイム内でその時間をしっかり取れればよいのですが、歯石沈着量が多いケースや着色の量が多く、その処置に時間がかかることもあると思います。この患者さんにこそ口腔衛生指導が必要なのにその時間がない！！ というケースも多くあります。

　では、時間がない中、どのように指導をすればよいでしょうか。答えは、「歯面研磨（クリーニング）しながら指導する」です。超音波スケーラーでの除石中は音が言葉を遮ってしまったり、また患者さんが痛覚に集中しがちなので、お勧めしません。歯面研磨（クリーニング）中であれば、音も小さく、また痛みの発生も最小限です。

　そして、バイオフィルムの付着が多かった部位を歯面研磨（クリーニング）している時に「今、触っているこの部分に今回磨き残しが多く、歯茎にも炎症が見られました。唇を避けて鏡を見ながら狙って磨くと良くなる部分ですので、次回まで意識しながら磨いてみてくださいね」

　というように**「今、触ってるココ！」を感じてもらうことと、患者さんの耳だけを借りながら指導を行います**。そして、最後に今回のメインテナンスの要点を話す時に（第8章 1のSTEP ⑧参照）鏡を見せ、視覚的にも訴えるとより効果的です。処置と並行して行うことで、時間短縮に結びつき、指導を省かずにすみます。

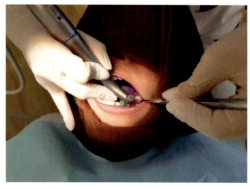

図16　歯面研磨中に「今、触っているこの部分に磨き残しが多かったです」と術中も説明し、体感してもらう。

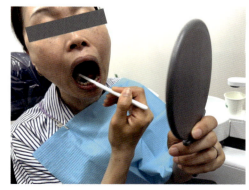

図17　歯ブラシの当て方が難しい部位は鏡を見て練習する。

重要 POINT ❸ タイマーで計測する

DO！▶ アポイントが押さないためにも5分早く切り上げる

　先述したとおり当院のメインテナンスの時間は基本40分です。ただし、ユニットの片付け・消毒に2分ほどかかるため、40分間ぴったりに終わったのでは、次の患者さんは3〜5分ほど遅れてのご案内になってしまいます。これがずっと続いていくと、どんどん患者さんを待たせてしまうことになります。当院ではこの「ちょっとずつ押してしまうメインテナンスアポイント問題」を改善するために策を練りました。

　まずは「40分アポイントのメインテナンスは35分で終了できるようにすること」です。片付け・消毒の時間も含めて「40分」という意識を持つようにしました。

メインテナンス40分のケース：5分早く切り上げる

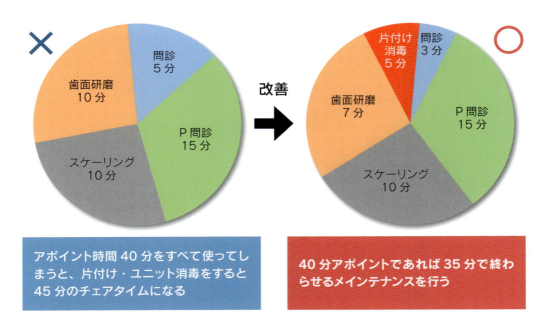

アポイント時間40分をすべて使ってしまうと、片付け・ユニット消毒をすると45分のチェアタイムになる

40分アポイントであれば35分で終わらせるメインテナンスを行う

DO！▶ アポイントの残り時間をタイマーを使って常に意識する

ですが、5分短縮することの難しさといったら…。筆者も気づけば35分で終わらず、40分を超えていることも多々ありました。これは「残り時間」の意識が欠けているために起きていると考え、次に練った対策は

「タイマーで計測する」

ということです。

患者さんがチェアに座った時点で、アポイントの残り時間をタイマーに入力しスタートさせ、処置中、すぐ目に着くところにセッティングします（**図18**）。タイマーはキッチンタイマーで十分です。

アポイント時間通りに開始する時には、セット時間は「35分間」です。そうすると残り時間が「あと○分」とわかりやすくなるため、処置の時間配分がしやすくなります。時間が過ぎてしまうと「ピピピピ」と鳴るので、なんとかタイマーが鳴る前に終えなければという意識が働きやすくなります。

もちろん、時間を意識することで「処置のレベルが落ちる」では本末転倒ですので、元々、歯石沈着が多い方や着色が多い方、口腔衛生指導に時間がかかる方には40分にこだわらず、長めにアポイント時間を調整しています。**気づくと、いつも処置が長引いているという場合は、タイマーセットがお勧めです。**

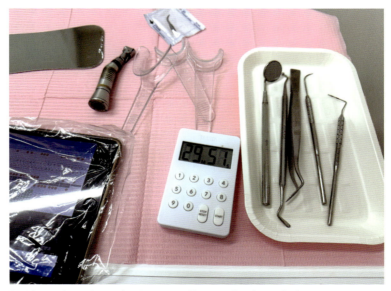

図18　メインテナンス時はタイマーを使用し、残り時間を意識する。

第9章

メインテナンスに継続的に来てもらうためのコツとは？

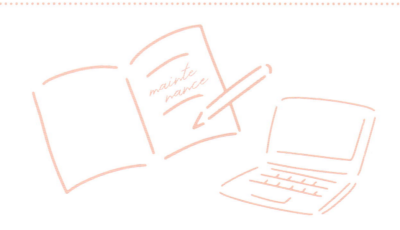

1 継続的来院を促すために 実践したい5つの働きかけ

「きてよかった！」と思っていただくためには…

　継続のために必要なことは、なにはともあれ、患者さんに「メインテナンスにきてよかった！」と思ってもらうことです。それを実感していただくために、筆者は下記の働きかけを行っています。

▶ **クリーニング後の滑沢になった歯面を実感してもらう**
→時間が経過した肥厚なバイオフィルムはブラッシングでは除去できないため、クリーニングで除去後、舌感で比較してもらう
→メインテナンス前のバイオフィルム付着部位の口腔内写真を撮影し、除去後との比較を行ってもらうのも効果的

▶ **普段のセルフケアの努力が口腔内に反映されていることを実感していただく**
→第2章の2で述べたとおり、普段自分の行っているセルフケアがあっているかどうかは、患者さん自身ではわかりにくいものです。歯周組織も経時的に変化するため、セルフケアが口腔内に反映されていたら都度、お声がけしていきましょう。そうすることで、「今の磨き方であっているの？」という質問を患者さん自身がしてくるようになります。

▶ **予防（メインテナンス）が最大の治療**
→メインテナンス受診は、体の健康のためにジムに通い、トレーニングすることと似ています。それにより「健康のためによくやっている！」と自分の肯定感が高まるのです。メインテナンスに通うことで、歯の喪失を防ぎ、「食べられる口・歯」を守ることができること、栄養をしっかり口腔から摂取することが健康維持に繋がることをお伝えしましょう。「定期的にメインテナンスに通っている自分、偉いな！」と思ってもらえれば、メインテナンスは継続しやすくなります。

継続的来院を促すためにも、患者さんのセルフケアにより生じた良い方向への口腔の変化を伝えることが大事

2ヵ月間の患者さんの変化を比較

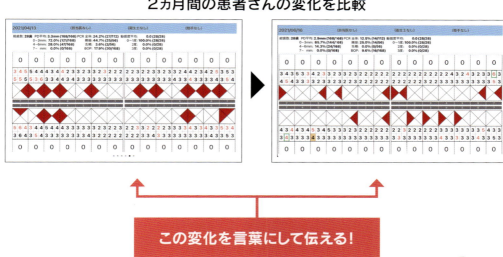

この変化を言葉にして伝える！

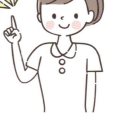

歯磨き頑張ってくださったんですね！
その成果がお口に現れていますよ！
磨き残しも出血量も半分になりました！

▶「あの時の痛み・つらさ」に働きかける

　→例えば20歳の方に80歳時の自分の口腔を想像してもらうことは容易ではありません。現段階で口腔に痛みもなく症状もなければ、メインテナンスは後回しになりがちです。そこで活用したいのが「現段階で後悔している人の結果」です。

　第7章でも紹介したプレジデントの2012年の特集記事「リタイア前にやるべきだった…」後悔TOP20の第1位が「歯の定期検診を受ければよかった」との結果が出ています。これは2023年のデータでも同様でした。このようなデータも活用しながら見てもらうと想像しやすくなります。

　これらのデータは、院内のPOPや院内サイネージにも取り入れ患者さんの目に触れる回数を増やしていきます。そうすることで「歯が悪くても、きっと自分は困らないだろう…」という考えは払拭されます。「自分も歳を重ねたら検診受けておけば良かったと後悔しないように、ちゃんとメインテナンスに通おう」という考えが定着していきます。

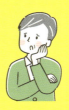

健康の後悔 TOP 3

1位　歯の定期検診を受ければよかった
2位　スポーツなどで体を鍛えればよかった
3位　日頃からよく歩けばよかった

（プレジデント編集部調べ 2012年9月 55歳～74歳対象 1090名の調査結果より）

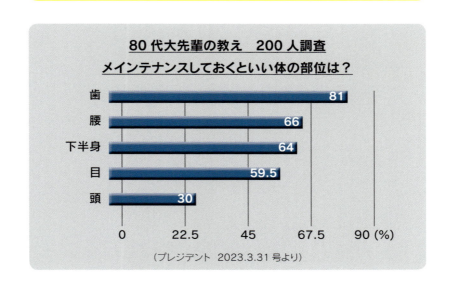

（プレジデント　2023.3.31号より）

▶「あの時の痛み・つらさ」を思い出してもらう

　メインテナンスに移行して時間が経過すると、患者さんのモチベーションも徐々に薄れがちです。そうすると、メインテナンスの受診が途中から途絶えてしまいます。
　そこで筆者は定期的（1年に1度くらい）の間隔で、
「あの時はお痛みも強くて本当に大変でしたね」
と初診時を振り返ってお話しするようにしています。そうすると、患者さんは忘れかけていた「あの時の痛み・つらさ」を思い出します。人間はつらい記憶や痛みは、時間が経過すると忘れてしまいがちです。眠れないほど、食べれないほどの痛みを抱えていたにも関わらず…です。
　そうならないためにメインテナンスを受けているのに、痛みや苦痛がないと「もう通わなくても大丈夫かな？」との自己判断に結びついてしまい、メインテナンスから離脱してしまいます。初診時の痛み、痛かった時の苦痛をあえて思い出してもらいながら「今、痛みがない状態に保てているのは、日々のセルフケアを頑張ってくださり、メインテナンスに定期的に通ってくださっているからですよ！」とお伝えしています。これはあえて言葉にしています。
　また、初診時の炎症症状やう蝕が多発していた頃の口腔内写真も活用するとよいでしょう。そうすることでメインテナンスの中断が防げるようになります。
　ですので、1年に一度、思い出話に花を咲かせてみてください。

初診時の口腔内写真を患者さんに見せ、当時を振り返るのも効果的!

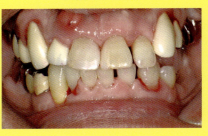

あの時は本当に痛みも強くて大変でしたね。

初診時の口腔内写真を見せるのも効果的

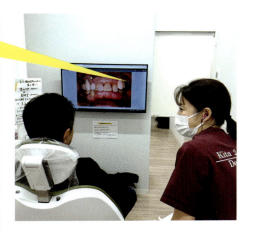

123

この1冊で受診率 UP!!
メインテナンス START BOOK

2025 年 1 月 10 日　第 1 版第 1 刷発行

監修　　　　　　　萱野美帆
発行人　　　　　　畑 めぐみ
装丁・本文デザイン　岩木芙由子
発行所　　　　　　インターアクション株式会社
　　　　　　　　　東京都武蔵野市堺南町 2-13-1-202
　　　　　　　　　電話　070-6563-4151
　　　　　　　　　FAX　042-290-2927
　　　　　　　　　web　http://interaction.jp
印刷・製本　　　　シナノ印刷株式会社

©2025　インターアクション株式会社　　　　　　禁無断転載・複写
Printed in Japan　　　　　　　　　　　　落丁本・乱丁本はお取り替えします
ISBN 978-4-909066-71-8 C3047　　　　　　　　定価は表紙に表示しています